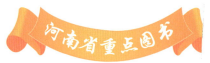

慢性呼吸疾病居家康复指导丛书

# 肺癌
# 居家康复指导

总 主 编　刘剑波
分册主编　宋宣克

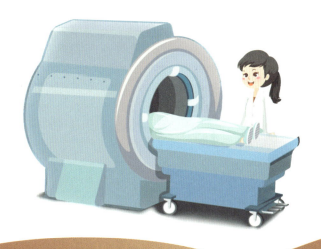

郑州大学出版社

**图书在版编目（CIP）数据**

肺癌居家康复指导／宋宣克主编. -- 郑州：郑州大学出版社，
2023.11

（慢性呼吸疾病居家康复指导丛书／刘剑波总主编. 第1辑）
ISBN 978-7-5645-9909-6

Ⅰ. ①肺… Ⅱ. ①宋… Ⅲ. ①肺癌－康复 Ⅳ. ①R734.209

中国国家版本馆 CIP 数据核字（2023）第 200101 号

肺癌居家康复指导
**FEIAI JUJIA KANGFU ZHIDAO**

| | | | |
|---|---|---|---|
| 策划编辑 | 陈文静 | 封面设计 | 苏永生 |
| 责任编辑 | 吕笑娟 | 版式设计 | 苏永生 |
| 责任校对 | 张 楠 张馨文 | 责任监制 | 李瑞卿 |

| | | | |
|---|---|---|---|
| 出版发行 | 郑州大学出版社 | 地 址 | 郑州市大学路40号（450052） |
| 出 版 人 | 孙保营 | 网 址 | http://www.zzup.cn |
| 经 销 | 全国新华书店 | 发行电话 | 0371-66966070 |
| 印 刷 | 河南文华印务有限公司 | | |
| 开 本 | 710 mm×1 010 mm 1／16 | | |
| 本册印张 | 5.25 | 本册字数 | 90 千字 |
| 版 次 | 2023 年 11 月第 1 版 | 印 次 | 2023 年 11 月第 1 次印刷 |

| | | | |
|---|---|---|---|
| 书 号 | ISBN 978-7-5645-9909-6 | 总 定 价 | 120.00 元（全三册） |

# 主编简介

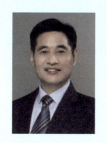

刘剑波,博士,二级教授、主任医师,博士研究生导师,河南省政府特殊津贴专家,郑州大学第二附属医院院长。河南省医学科普学会副会长、河南省临床营养师协会副理事长、河南省医学会呼吸病学分会副主任委员、河南省抗癌协会理事及肿瘤精准医学专业委员会名誉主任委员、中国毒理学会中毒与救治专业委员会副主任委员等。被评为河南省抗击新冠肺炎疫情先进个人、河南省教科文卫体系统优秀工匠人才,荣获河南省五一劳动奖章、河南优秀医师奖等。《中华结核与呼吸杂志》编委、《郑州大学学报(医学版)》审稿专家等。

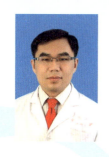

宋宣克,硕士,主任医师,硕士研究生导师。河南省医学会胸外科分会委员、河南省抗癌协会纵隔肿瘤专业委员会常委、河南省抗癌协会肺癌专业委员会委员、河南省抗癌协会食管癌专业委员会委员、河南省医师协会胸外科分会委员、河南省呼吸与危重症学会肺癌分会委员。参与完成河南省教育厅和郑州市卫生局等多项重点攻关课题,获河南省科技成果一等奖、河南医学科技奖二等奖各1项。常年工作在胸外科临床、科研及教学第一线,擅长胸外科疾病的微创治疗、小结节肺癌筛查和疑难复杂病例诊治。

# 作者名单

主　编　宋宣克

副主编　兰　红　常俊丽　黄壮士
　　　　龙　勇

编　委　宋宣克　兰　红　常俊丽
　　　　黄壮士　龙　勇　杨　宸
　　　　杨俊佩　陈宇杰　赵向峰
　　　　耿逸凡　高旭峰　董要磊
　　　　董梦龙　程　沛　李中强

# 前 言

　　随着全球一体化的时代发展,加强科学技术普及教育,提高全民科学素质,已成为持续增强国家创新能力和国际竞争力的基础性工程。因此,广泛开展社会科学技术普及活动是推进我国科普工作的重要任务,是大力实施科教兴国战略、全面推进素质教育的重要举措。

　　肺癌是我国最常见的恶性肿瘤,又称原发性支气管肺癌,一般指源于肺泡上皮或支气管黏膜上皮的恶性肿瘤。肺癌从病理角度大致可分为非小细胞肺癌和小细胞肺癌两大类,其中非小细胞肺癌占 80% ~85%。近年来肺癌在我国发病率约为 57. 3/10 万,位于恶性肿瘤第一位;死亡率约为 45. 9/10 万,也位于恶性肿瘤死亡原因第一位。为什么我国肺癌的发病率和死亡率均居恶性肿瘤第一位? 其中,一个重要的原因是,老百姓患肺癌以后,容易走向两个极端:要么认为不痛不痒,不影响吃喝,不当回事,漠然视之;要不就非常焦虑,疑神疑鬼,草木皆兵,尤其是出院回家以后更加惶惶不可终日。

　　本书通过提出问题,以一问一答的方式详细讲解肺癌居家康复注意事项,提高大众对肺癌的认识,缓解患者对肺癌的恐慌、焦虑;帮助患者科学、正确、顺利地进行肺癌后期康复治疗。因此,该书既响应目前国家时代的号召,又切实解决患癌大众实际遇到困难,对降低肺癌发病率、死亡率及防止因病致贫都有重要意义。本书共两部分,分别是认识肺癌和居家康复指导。

1

首先,通过临床上经常碰到的典型肺癌病例引导患者对肺癌有初步认识。其次,简单通俗地介绍什么是肺癌及肺癌的分类、症状、发病原因、诊断及治疗的相关内容。最后,居家康复指导重点介绍肺癌居家康复的一般相关内容和特殊情况下的相关内容,涵盖运动、饮食、戒烟、心理和特殊情况如手术后出院回家、放化疗后居家康复等综合内容,内容丰富齐全,是肺癌患者居家必备的健康手册。

当然,由于我们当前处于新知识飞速发展的时代和团队能力所限,本书仍可能有疏漏与不足之处,请各位读者批评、指正。

编者

2023 年 11 月

# 目 录

## 认识肺癌

## 居家康复指导

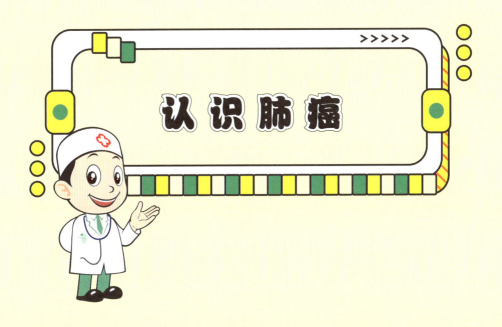

认 识 肺 癌

患者,吴某,男,以"刺激性咳嗽半年,胸闷1个月,加重2天"为主诉入院,行胸部CT提示:右上肺占位,右胸腔积液。追问患者病情,患者诉半年前无明显诱因出现刺激性咳嗽,无发热、咯痰、胸闷、胸痛等不适,就诊当地诊所,诊断为"咽炎",给予抗咽炎治疗2个月,症状无明显减轻。患者以为疾病可能已经转为"慢性咽炎",再去大医院检查花费较多,结合咳嗽既不影响日常吃喝,又没什么明显治疗效果,干脆就不治了。1个月前吴某无明显诱因出现胸闷不适。2天前胸闷加重,活动时明显。为进一步治疗,就诊胸外科门诊。门诊医生观察其胸部CT结果后,告诉患者有可能是肺癌,建议住院检查。患者住院后完善相关检查,抽取胸腔积液行病理检查提示腺癌,行右上肺占位穿刺活检,病理提示腺癌。综合考虑诊断患者为右上肺腺癌晚期。

这是一个肺癌患者的典型病例。如何尽早发现肺癌呢? 下面我们一起学习肺癌的相关知识。

# 1. 什么是肺癌?

肺癌是肺部最常见的原发性恶性肿瘤,世界卫生组织将其定义为起源于呼吸道上皮细胞(支气管、细支气管、肺泡)的恶性肿瘤,因此肺癌又可称为原发性支气管癌或原发性支气管肺癌。但肺癌的病因和发病机制尚未完全研究明确,主要的危险因素包括吸烟、大气污染、烹饪油烟、职业接触(包括砷、镉、镍、石棉、电离辐射等)、饮食因素、遗传易感性、基因变异等。其中,长期大量吸烟是肺癌最重要的风险因素。

近几年根据全世界调查研究的数据结果显示,男性总体肺癌发病率超过女性,有研究发现男性肺癌发病率甚至是女性的6倍。同时,在45~64岁的肺癌患者中男性是女性的4.6倍,在年龄越大的患者中该差异更明显,年龄越大,男性患者占比越多。

统计数据显示,2022 年中国的所有恶性肿瘤新发病例中肺癌新发病例约 87.1 万例,其中男性 57.5 万例,女性 29.6 万例,占全部恶性肿瘤发病的 18.1%,排名第 1 位。死亡总病例约 76.7 万例,其中男性约 50.6 万例,女性 26.1 万例,占中国恶性肿瘤死亡总数的 23.9%,同样排名第 1 位。

## 2. 肺癌为什么需要早诊早治?

肺癌不仅是我国发病率增长最快的恶性肿瘤,而且是全球癌症相关死亡最主要的原因。近 30 年来,我国肺癌发病率和死亡率逐年攀升。20 世纪 70 年代,我国开展了第一次死因回顾调查,当时肺癌在癌症死因中排名第 5 位;20 世纪 90 年代,我国的第二次死因回顾调查显示,肺癌死亡率已居癌症死因第 3 位,仅次于胃癌和食管癌;在 21 世纪开展的第三次死因回顾调查则显示肺癌已居癌症死亡原因首位。

肺癌临床症状多隐匿,大部分早期肺癌患者无明显症状,而且肺癌的临床表现具有多样性但缺乏特异性,部分肺癌患者以咳嗽、咯痰、咯血等为主要表现,因此常导致肺癌的误诊、漏诊。辅助检查 X 射线、CT 等影像学主要表现为肺部结节、肿块影等。多数肺癌患者就诊时已为晚期,故其 5 年生存率较低,远低于早期肺癌。为此肺癌及肺结节的早期筛查就显得尤为重要。

"早发现、早诊断、早治疗",不但可以提高肺癌患者的治愈率及生存率,而且可以提高患者的生活质量。早期治疗为家庭节省晚期肺癌治疗时昂贵的医药费用,减轻整个家庭负担,提高家庭幸福指数。肺癌及肺结节的早期筛查项目从长远意义上讲为国家节省了大量的医保费用支出。因此,我们必须重视肺癌的早期诊断和规范化治疗。

## 3. 肺癌的常见表现有哪些?

肺癌的临床表现与肿瘤大小、类型、发展阶段、所在部位、有无并发症或转移有密切关系。非常早期的周围型肺癌可能没有任何症状。大部分周围型肺癌患者无症状,仅在常规体检行胸部影像学检查时发现。中心型肺癌患者多有与肺癌相关的症状与体征。

肺癌的临床表现可以归纳为原发肿瘤本身局部生长引起的症状,原发肿瘤侵犯邻近器官、结构引起的症状,肿瘤远处转移引起的症状以及肺癌的肺外表现(如副肿瘤综合征)等。

**(1)原发肿瘤本身局部生长引起的症状**

**1)咳嗽:**咳嗽是肺癌患者就诊时最常见的症状,为早期症状,常为无痰或少痰的刺激性干咳,50%以上的中心型肺癌患者在诊断时有咳嗽症状。

**2)痰中带血或咯血:**中心型肺癌患者有25%~40%会出现咯血症状,当肿瘤向管腔内生长时患者可有间歇或持续性痰中带血的表现,如果肿瘤表面糜烂严重侵蚀大血管,则可引起大咯血。有超过2周,经治不愈的呼吸道症状,比如刺激性咳嗽、血痰等时,要警惕肺癌的可能。

**3)呼吸困难:**引起呼吸困难的机制可能包括原发肿瘤引起肺泡面积减少、中央型肺癌阻塞或转移淋巴结压迫大气道、肺不张与阻塞性肺炎、肺内淋巴管播散、胸腔积液与心包积液等。

**4)发热:**是由肿瘤组织坏死或继发性阻塞性肺炎引起。

**5)气短或喘鸣:**如果肿瘤位于大气道,特别是位于主支气管时,常可引起局限性喘鸣症状。当肿瘤向气管、支气管内生长或转移到支气管肺门淋巴结,则可引起部分气道阻塞。有胸腔积液、心包积液、上腔静脉阻塞等的患者常会有呼吸困难、气短、喘息等症状,听诊可闻及哮鸣音。

**6)胸痛:**肿瘤的转移或直接侵犯胸壁可致胸痛。

**7)消瘦:**恶性肿瘤的常见表现,晚期由于感染或疼痛致食欲减退等,可导致消瘦或恶病质。

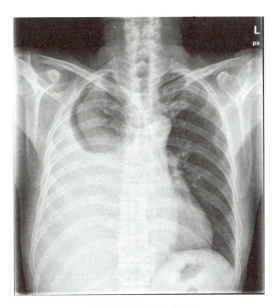

胸腔积液 X 射线表现

**（2）原发肿瘤侵犯邻近器官、结构引起的症状**

此类症状由原发肿瘤直接侵犯邻近结构或转移性肿大淋巴结压迫所致。侵犯胸膜可以出现胸痛、胸腔积液，侵犯喉返神经可出现声音嘶哑，侵犯膈神经可出现胸闷、呼吸困难等，侵犯星状神经节可出现颈交感神经综合征（即霍纳综合征：剧烈的颈肩痛，上肢静脉怒张、水肿，臂痛和上肢运动障碍，同侧上睑下垂，瞳孔缩小，眼球内陷，面部无汗）等，侵犯食管可出现吞咽困难，侵犯上腔静脉可出现上腔静脉阻塞综合征，侵犯心包可出现心包积液等症状。

**（3）肿瘤远处转移引起的症状**

最常见的是因中枢神经系统转移而出现的头痛、恶心、呕吐等症状。骨转移则通常出现转移处骨骼剧烈而且不断加重的疼痛症状等。转移至肝、胃肠道，表现为食欲减退、肝区疼痛或腹痛等症状，查体肝大，辅助检查碱性磷酸酶等升高。皮下转移时，可在皮下触及结节。锁骨上淋巴结、腹膜后淋巴结转移也较常见。

**（4）肺癌的副肿瘤综合征**

肺癌出现的非转移性全身症状，比如骨关节病综合征（杵状指、骨关节痛、骨膜增生等)、库欣综合征(又称皮质醇增多症,是由多种原因引起的肾上腺皮质长期分泌过多糖皮质激素所产生的临床症候群,也称为内源性库欣综合征,属于内分泌疾病的一种)、Eaton-Lambert(伊顿-兰伯特)综合征(又叫类肌无力综合征)、男性乳腺增大、多发性肌肉神经痛等。由于肿瘤产生内分泌物质或引起机体异常免疫反应,临床上患者呈现出以上非转移性全身症状。

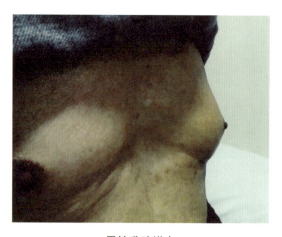

男性乳腺增大

# 4. 肺癌有哪些常见的类型?

**(1)按解剖学部位分类**

可分为中央型肺癌与周围型肺癌。

**1)中央型肺癌:**是指起源于肺段支气管开口以内的支气管黏膜上皮或腺体,位于肺门附近的肺部恶性肿瘤。病理类型以鳞状细胞癌和小细胞癌较多见。由于肿瘤常压迫支气管,患者常表现为咳嗽、痰中带血或咳血、胸闷、憋喘等。

**2)周围型肺癌:**是起自肺段支气管开口以外的支气管黏膜上皮或腺体,位于肺周围部分的肺部恶性肿瘤。病理类型以腺癌多见。临床上早期周围型肺癌的症状不明显,常是在健康体检或因其他疾病行胸部影像学检查时发现,而到出现明显症状时已经进入晚期。

### (2)按组织病理学分类

可分为非小细胞肺癌和小细胞肺癌两大类。其中非小细胞肺癌占80%～85%,主要包括鳞癌、腺癌等组织学亚型。

1)鳞状上皮细胞癌(简称鳞癌):目前分为角化型、非角化型和基底样鳞状细胞癌。鳞癌多起源于叶支气管或主支气管黏膜,并有向管腔内生长的倾向,早期常引起支气管狭窄,导致肺不张或阻塞性肺炎。癌组织易变性、坏死,形成空洞或癌性肺脓肿。鳞癌常见于老年男性。一般生长较慢,转移晚,手术切除机会较多,5年生存率较高,但对化疗和放疗敏感性不如小细胞肺癌。

2)腺癌:①原位腺癌,即仅侵犯上皮层,不突破基底膜;②微浸润性腺癌,直径≤3厘米,浸润间质最大直径≤5毫米,无脉管和胸膜侵犯;③浸润性非黏液腺癌,包括贴壁型(浸润间质最大直径>5毫米)、腺泡型、乳头型、微乳头型和实体型;④浸润性黏液腺癌,包括胶样型、胎儿型和肠型腺癌。腺癌是肺癌最常见的类型。女性多见,主要起源于支气管黏液腺,可发生于细小支气管或中央气道,临床多表现为周围型。腺癌可在气管外生长,也可沿肺泡壁蔓延,常在肺边缘部形成直径2～4厘米的结节或肿块。由于腺癌富含血管,局部浸润和血行转移较早,易累及胸膜引起胸腔积液。

3)大细胞癌:大细胞癌是一种未分化的非小细胞癌,较为少见,占肺癌的10%以下,其在细胞学和组织结构及免疫表型等方面缺乏小细胞肺癌、腺癌或鳞癌的特征。诊断大细胞癌只能用手术切除的标本,不适用活检和细胞学标本。免疫组化及黏液染色鳞状上皮样及腺样分化标志物阴性。大细胞癌的转移较晚,手术切除机会较大。

4)其他:腺鳞癌、肉瘤样癌、淋巴上皮瘤样癌、NUT(nuclear protein in testis)癌、唾液腺型癌(腺样囊性癌、黏液表皮样癌)等。

肺神经内分泌肿瘤包括类癌、非典型类癌、小细胞癌和大细胞神经内分泌癌。小细胞肺癌是一种低分化的神经内分泌肿瘤,包括单纯型小细胞癌和复合型小细胞癌。小细胞肺癌以增殖快速和早期广泛转移为特征,60%～88%的患者在初次确诊时已有脑、肝、骨或肾上腺等转移,只有约1/3患者的病变局限于胸内。小细胞肺癌多为中央型,典型表现为肺门肿块和肿大的纵隔淋巴结引起的咳嗽和呼吸困难。小细胞肺癌对化疗和放疗较敏感。

# 5. 什么年龄容易得肺癌？

肺癌的发病一般是在老年男性人群中较为多见。在过去的几十年里，肺癌多发于男性，发病年龄多在40岁以上，发病年龄高峰在60～79岁。

我国肺癌死亡率在44岁以前的人群中处于较低水平，45岁以后快速上升，80～84岁达到峰值（416.0/10万），之后有所下降。城市地区和农村地区的肺癌各年龄段死亡率趋势相似。

美国国立综合癌症网络（NCCN）于2021年最新发布的指南中提出的肺癌筛查风险评估认为，年龄≥50岁后发病率较高，为高危组；年龄<50岁为低危组。

NCCN指南建议高危组进行肺癌筛查，不建议低危组进行筛查。

《中国肺癌筛查与早诊早治指南》中也建议50岁以后的人群应进行定期的肺癌筛查。

# 6. 吸烟更容易导致肺癌吗？

无论是主动吸烟还是被动吸烟，都是肺癌的高危因素，尤其是吸烟≥30包年，也就是每天吸烟的包数×吸烟年数≥30。香烟在燃烧过程中会形成60余种致癌物，很多对呼吸系统都有很强的致癌性。

吸烟是目前公认的肺癌最重要的危险因素。香烟在点燃过程中可释放4000多种化合物，其中就有60余种致癌物。这些化合物包括尼古丁、焦油、一氧化碳、数十种刺激物质及致癌物，其中尼古丁是中枢神经兴奋剂，具有提神的作用，是造成香烟成瘾的主要物质。瘾君子为了获得尼古丁，伴随吸入了更多毒害物质及使细胞病变的致癌物；另外尼古丁会增快心率、提高血压及引起末梢血管的收缩,长期易致心脏血管疾病。一氧化碳则会阻碍正常氧气和血红蛋白的结合,造成体内缺氧,严重时甚至死亡。焦油、刺激物质则是慢性支气管炎、肺气肿等慢性阻塞性肺疾病及各种癌症的元凶。而烟草中的亚硝胺、多环芳香碳氢化合物、苯并芘等,是对呼吸系统致癌性很强的物质。

1985 年,世界卫生组织国际癌症研究机构确定吸烟为肺癌病因之一。吸烟与肺癌危险度的关系与烟草的种类、开始吸烟的年龄、吸烟的年限、吸烟量有关。吸烟者患肺癌的风险为不吸烟者的 2.77 倍。

被动吸烟与肺癌的关联最早于 20 世纪 80 年代初报道。被动吸烟是肺癌发生的危险因素,主要见于女性。女性肺癌患者激增,吸烟、二手烟都是主要凶手。现在,女性不仅大受"二手烟"之害,更为可怕的是,女性自己吸烟的也越来越多。而有数据报道,吸同样多的烟,女性患肺癌的危险性要比男性高出 3 倍。

另外,国外也有研究证明,如果在一个家庭内,夫妻一起生活,丈夫吸烟,妻子不吸烟,那么,妻子得肺癌的概率比丈夫还要高 1 ~ 3 倍。

# 7. 哪些慢性疾病容易导致肺癌?

慢性阻塞性肺疾病、肺结核、肺尘埃沉着病(尘肺)和肺纤维化等慢性肺部疾病患者肺癌发病率高于健康人。肺支气管慢性炎症及肺纤维瘢痕病变在愈合过程中的鳞状上皮化生或增生可能发展成肺癌。

慢性阻塞性肺疾病(简称慢阻肺)是由慢性炎症引起的气道病变,可导致肺泡破坏、支气管腔狭窄,终末期出现不可逆性肺功能障碍。

肺结核是结核分枝杆菌感染引起的呼吸道传染病,而肺癌是与吸烟、大气污染和免疫功能低下有关的肿瘤性疾病。但是肺结核对肺部造成慢性损害,影响了支气管黏膜上皮的正常功能和机体的免疫抗病毒状态,对肺癌的发生有间接的促进作用。肺结核钙化的病灶、结核性瘢痕、陈旧性空洞壁及其支气管、肺泡上皮细胞的增生、增殖等与肺癌的发生有一定的关系。随着时间的积累,肺结核有可能发展为肺癌,但概率较低。

对肺结核患者,遇到下述情况,应高度警惕有肺癌并存的可能。

★ 40 岁以上男性患者,有长期吸烟史。

★ 有刺激性咳嗽、持续性胸痛、气短、消瘦,症状与 X 射线病变不符者且进行性加重。

★ 合并有胸腔积液,胸腔积液增长迅速,或在其他部位出现新病灶。

★ X 射线胸片见肿块呈圆形及团块状,直径大于 24 毫米,肿块呈分叶状,边缘不规则呈毛刺样,伴有肺门淋巴结肿大及肺不张。

# 8. 长期接触哪些物质容易得肺癌?

容易接触到石棉、氡、铍、铬、镍、硅、柴油废气、室内煤烟等的人群易患肺癌。高危的职业包括矿产业、铬制品和副产品制造业、焦炭炉制造业、石油制造业、化工厂、油漆厂等。尤其是工作超过一年,更容易增加肺癌的发病风险。职业暴露与肺癌的发生是有关系的,它也是诱发肺癌的高危因素之一。

工业生产中接触与肺癌发病相关的特殊物质有石棉、砷、铬、镍、吡、煤焦油、芥子气、烟草的加热产物,铀、镭等放射性物质衰变时产生的氡,以及电离辐射和微波辐射,长期接触这些可以使肺癌发生危险增加 3~30 倍。从接触到发生肺癌的时间与暴露的程度有关,通常超过 10 年,平均是 16~17 年。

## (1) 石棉

石棉是世界公认的致癌物质,可能是人类肺癌诱因当中最常见的职业因素。接触石棉的工人当中肺癌、胸膜和腹膜间皮瘤的发病率均比较高,潜伏期可以达 20 年或更久。

## (2) 氡

氡是一种无色、无嗅、无味的惰性气体,具有放射性。当人吸入体内后,氡衰变产生的放射性粒子可对人体的呼吸系统造成辐射损伤,引发肺癌。

含铀矿区周围氡含量高,而建筑材料是室内氡的最主要来源,如花岗岩、砖砂、水泥及石膏等,特别是含放射性元素的天然石材。

### (3)铍

铍是一种碱性稀有金属,被广泛应用于航天、通信、电子以及核工业等方面。铍和铍化合物已被美国国家毒物学办公室列为已知的人类致癌物。

### (4)镍

镍是天然存在于地壳中的金属元素。金属镍及其化合物被广泛应用于工业生产过程中,例如镍精炼和电镀。国际癌症研究机构于1987年将镍确认为Ⅰ类致癌物。

另外,室内煤烟暴露也是肺癌的危险因素。在一篇对中国人群研究的Meta分析中显示,室内煤烟暴露可使肺癌风险增加1.42倍,使女性肺癌风险增加1.52倍。

# 9. 肺癌与遗传有关吗?

有关。遗传因素使患者对某些肿瘤具有易感性,即患者比一般人群患某些肿瘤的机会显著增加。肺癌患者中存在家族聚集现象。

肺癌的发生与遗传易感性有关,又称家族易感性。调查数据显示,如果一个人的直系亲属(主要指父母和兄弟姐妹)中有人患肺癌,那么这个人将来患肺癌的概率将明显高于其他人。如果是父亲或者兄弟这些男性家属曾患肺癌,那么这个人患肺癌的机会将是其他人的1~2倍;如果是母亲或者姐妹患肺癌,那么本人患肺癌的危险性则更高,将是其他人的3~4倍。这样看来,肺癌虽然不会遗传,但是有家族聚集性发病的倾向性。

导致肺癌出现遗传易感性的原因,首要就是遗传的基因状态。我们在生活中常常会发现,同样是"老烟民",有的人长命百岁,有的人却早早就患了肺癌,其中的原因可能主要就是遗传基因的差异。由于基因不同,不同人对烟草中的致癌物质的吸收和分解能力不同,所以导致肺癌发生的概率不同。由于基因状态不同,可能会导致不同个体的免疫功能不同。癌细胞属于异常细胞,本应在发生之初就被人体的免疫功能所识别和消灭,但当机体免疫功能失常时,癌细胞就可能逃脱了免疫系统的监控而不受控制地生长起来,形成肿瘤。而有一些人即使长期吸烟,或者具有一些明确的肺癌发病的危险因素,但是由于他们的遗传基因里面没有这方面的缺陷或者具有强大的纠错基因,就不容易罹患肺癌。

此外,同一家族的人更容易发生家族聚集性肺癌,可能也和他们共同的生长环境以及生活、饮食习惯等有关系。

肺癌患者中存在家族聚集现象,说明遗传因素可能在对环境致癌物易感的人群和(或)个体中起重要作用。

目前认为机体对致癌物代谢、基因组不稳定、DNA 修复及细胞增殖和凋亡调控的基因多态性均可能是肺癌的遗传易感因素。

# 10. 肺癌的发病与我们的周围环境有关吗?

肺癌的发病与我们的周围环境是有关系的。肺癌是常见的恶性肿瘤,全世界范围内的发病率都比较高。肺癌的发病原因有很多,其中,环境因素与肺癌之间的关系是比较密切的,如果经常居住的生活环境大气污染比较严重,通常会增加患肺癌的概率。

如各种农业、工业废气,粉尘,汽车尾气等,可导致呼吸系统疾病发病率上升及心肺疾病死亡率的上升。室内污染也是导致肺癌发生不容忽视的原因,例如室内烹饪燃烧的烟煤释放的大量苯并芘,其可导致肺癌发病率的升高。

## (1) 高危环境因素

如果你处在以下生活环境中,那么就属于高危人群,需要提高警惕了。

★ 长期在放射性污染较重的环境中工作。

★ 居住的城市被雾霾所笼罩。

★ 长时间待在烟熏火燎的环境中。

★ 被动吸入"二手烟"。

★ 立即入住新房,吸入致癌物质。

(2)预防措施

如果你正处在肺癌的危险边缘时,要注意做好以下的预防工作。

★ 要保持厨房的通风系统良好,减少高温烹炸食物的制作。

★ 烟草是肺癌的第一诱因,因此预防肺部疾病,最重要的是远离烟草,包括"二手烟"。此外,近年来也发现了"三手烟",即吸烟后落在头发、皮肤、衣服、地毯、沙发上的烟草有害物质也是重要的肺癌诱因。

★ 装修后室内存留的氡是肺癌的另一大诱因,因此装修完不要急于居住,要保持一定时间的通风,使那些有毒物质挥发散去再迁入新居。

★ 雾霾天气外出要做好防护措施,戴上口罩。

★ 爱护环境,人人有责。

## 11. 咳血是不是意味着已进入肺癌晚期?

不一定。很多患者因为咯血来医院就诊,来了就问"医生,我是不是快不行了",可能是受一些电视剧中演员用咯血来表示这个人快不行了的剧情的影响。很多患者不了解肿瘤,所以被误导也很正常。其实,对于肺癌来说,咯血是很多早、中期中心型肺癌的临床表现,约一半的患者都会出现咯血,所以出现咯血的时候不一定就是肺癌晚期。出现这种情况应积极就诊,配合医生明确诊断,对症治疗,调整好心态,告知自己"我不是晚期患者,我还能活很久"。

## 12. 为什么有些肺癌发现时就是中晚期?

肺癌是一种恶性肿瘤,部分在早期很难被发现。

## （1）早期肺癌的症状很不明显或很难引起人们重视

肺癌分为周围型肺癌和中心型肺癌。绝大多数的周围型肺癌患者早期无任何症状,部分早期中心型肺癌患者即使有症状,其症状也往往缺乏特征性,难以引起患者甚至医生的重视,这是导致肺癌患者不能早期被发现的重要原因。事实上,肺癌患者早期会出现一些症状,只是这些症状太过轻微或患者自认为正常而未能引起重视,如果患者没有及时去医院进行检查,很容易导致错过肺癌最佳治疗时机。

## （2）检查方法有限

肺癌最初可能只是小的结节,很难被察觉,而且发现早期肺癌的手段有限。目前医院诊断早期肺癌最为常用的检查手段包括 X 射线及 CT 检查。这两项检查均对周围型肺癌病变较为敏感,而对发生于段支气管以内的中心型肺癌不敏感。X 射线检查可发现直径 1 厘米以上的病变,对于识别病变很小的早期肺癌存在一定困难,个别情况下由于病变部位特殊而漏诊率很高。CT 对早期周围型肺癌的检测相对敏感,但价格相对较高,且对人体有辐射。近年来辐射量更小的低剂量螺旋 CT 越来越多用于早期肺癌的筛查。然而,这些影像学检查即使发现了肺部结节,仍然不能确诊肺癌,还需通过支气管镜、痰细胞学、穿刺甚至开胸活检等进一步确诊肺癌。对早期中心型肺癌较为敏感的荧光支气管镜检查开展单位极少,使疾病的发现更为困难。这也导致多数肺癌在诊断时已经处于中晚期。

## （3）健康观念落后

目前相当多的老百姓对健康体检不重视,认为身体不痛不痒,花钱体检不值得;还有部分民众认为症状不影响吃、不影响喝,检查浪费钱。当然,还有一部分老百姓没有健康生活理念,认为"吸烟是一种社交手段,你不吸烟,没办法跟人交流""饭后一支烟,快活赛神仙"等,甚至过度劳累,不注意锻炼身体。

总之,早期发现肺癌是非常必要的,这可以提高患者治疗的成功率和生存期。因此,建议大家定期体检,注意自身身体状况,如有异常尽早去医院进行检查。

## 13. 为什么医生发现肺结节后建议手术切除?

肺结节是影像学表现为直径≤3厘米的局灶性、类圆形、密度增高的实性或亚实性肺部阴影,可为孤立性或多发性,不伴肺不张、肺门淋巴结肿大和胸腔积液。医学上通常将肺内直径<0.5厘米的结节称为微小结节,0.5～1.0厘米的结节称为小结节,而直径>3厘米者称为肿块。它们可能是肿瘤、感染、炎症或其他疾病的影像学表现。由于经济社会的发展、薄层CT的普及和空气污染的加重,以及整体社会健康意识的提升,肺结节检出率日渐增加,尤其是肺微小结节,现阶段发病逐渐呈现出年轻化趋势。如何明确肺结节是肺癌?一般从有无高危因素、肺结节外观评估和内部特征三个方面综合判断。目前病理组织活检是诊断肺结节性质的金标准。

而医生发现肺结节后建议手术切除的原因是部分肺结节为高危性结节,有肺癌可能。为了明确肺结节是否为肺癌,并防止其恶化和扩散到其他部位,提高患者治疗效果和生命质量,医生发现疑似肺癌的肺结节后建议手术切除。

手术切除是治疗肺结节的主要方法之一。手术可以通过切除整个结节来确诊是否为癌症,并防止其扩散到其他部位。然而,手术并非适用于所有患者。对于老年人或有严重基础疾病的患者,手术可能会增加并发症风险。因此,在决定是否手术治疗时,医生需要综合考虑患者的年龄、身体状态、病情严重程度等因素。

## 14. 肺癌的诊断方法有哪些?

近年来,由于生物学和影像学等领域的理论与技术进展,肺癌的早期诊断已成为可能。

### (1)影像学检查

X射线筛查能发现肺部病变,但有缺陷,不能发现早期肺癌。胸部X射线检查发现结节的敏感性限度是结节直径1厘米。同普通X射线相比,CT在发现外周肺病变方面更加有效。CT在发现肺结节方面具有优越性,而肺结节有可能是肺癌。胸部CT提示病变周围有毛刺、胸膜牵拉、肿瘤滋养血管、"血管集束征",病变呈"分叶征",病变内有"空泡征"、空洞,多提示肺癌可能。

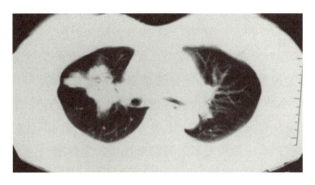

肺癌CT表现:"分叶征"

### (2)痰细胞病理学检查

痰细胞病理学检查(痰检),特别是多次痰检,对诊断起源于大气管的中心性肿瘤,如鳞癌和小细胞癌是有帮助的。

### (3)支气管内镜检查

白光支气管镜(WLB)是获得肺癌组织学证据最常用的诊断工具。然而在诊断癌前病变方面WLB却受到限制,因为这些病变仅为数层细胞(0.2~1.0毫米),肉眼难以判断异常。为解决这一问题,荧光内镜(LIFE)应运而生。已有数项研究比较LIFE和WLB在肺侵袭前和早期侵袭性病变诊断方面的正确性和特异性。

### (4)超声支气管镜

超声支气管镜(EBUS)是有助于早期肺癌分期的诊断方法。CT和MRI扫描无法做到对肺癌的精确分期,在进行纵隔和支气管旁结构分期时,胸外超声也无法检查气管旁和肺门区域,经食管超声检查也无法检查气管前、肺门右侧及其前面结构。气道和纵隔结构的超声解剖学的建立使应用 EBUS 检查成为可能。EBUS 有两种检查方法,一种是利用支气管镜顶端的一个旋转传感器,提供和气管镜长轴夹角 36°的图像;另一种是利用气管镜顶端的线性传感器,可以提供和长轴夹角 50°的图像。

### (5)经皮穿刺或胸腔镜检查

对于胸部 CT 检查发现的肺部异常,在怀疑有肺癌可能性时,应进一步做经皮肺穿刺或胸腔镜检查。这两种检查手段均属于有创性检查方法,尤其是 CT 引导下经皮肺穿刺可能会出现结果假阴性,并发肿瘤针道转移、气胸、血胸或肺内出血等,甚至需紧急开胸治疗,一般仅用于无手术指征但考虑为肺癌的病变定性诊断,为抗肿瘤治疗提供病理依据。

### (6)肿瘤标志物检查

目前美国临床生化委员会和欧洲肿瘤标志物专家组推荐常用的原发性肺癌标志物有癌胚抗原(CEA)、神经元特异性烯醇化酶(NSE)、细胞角蛋白 19 片段(CYFRA21-1)和胃泌素释放肽前体(ProGRP),以及鳞状上皮细胞癌抗原(SCCAg)等。以上肿瘤标志物联合使用,可提高其在临床应用中的敏感度和特异度,在肿瘤的筛查和诊断中起到至关重要的作用。

### (7)分子病理学检查

肺癌的发生发展是一个多基因参与、多阶段发生、长时间形成的复杂病变过程。从理论上讲,分子病理学改变贯穿了肺癌变的全过程,因此,它们应该作为监测肺癌发生发展的指标。目前的医学科学手段尚不足以准确、及时地认识癌变发生初期的分子病理学改变及其基本规律,加之取材困难,这些都是肺癌早期诊断困难的关键。因而,采用痰、外周血等无创或微创样品检测肺癌特异性分子标志物已经成为研究热点。

## 15. 肺癌需要和哪些疾病作鉴别?

肺癌是一种恶性肿瘤,其症状和其他一些疾病非常相似。因此,在确诊肺癌之前,需要将其与其他疾病进行鉴别。

### (1) 肺结核

肺结核是一种由结核分枝杆菌引起的传染性疾病。它会导致咳嗽、咳痰、胸部不适等症状，这些症状与肺癌非常相似。但是，肺结核患者的咳嗽通常会持续数周或数月，并且可能会出现其他症状，如发热、夜间盗汗等。影像学中结核病灶常位于上叶后段或下叶背段，但也不乏发生于非典型部位者。影像表现多呈圆形、类圆形病灶，多有钙化灶。基于其炎症的特性，边缘可有长的触角状或索条状影，邻近常有胸膜增厚粘连，与肺癌因成纤维反应或癌细胞沿小叶间隔浸润所致的毛刺和胸膜内陷有所不同，但有时也极难鉴别。钙化、空洞不少见，但肺结核空洞的洞壁多较薄而光整，与肺癌因坏死而致的洞壁结节状增厚有所不同，洞内很少见有液面。结核空洞也可呈新月状或圈套圈的怪异状。结核结节（肿块）的周围常可见斑片状的卫星病灶。有的病例可见引流支气管。胸部 CT 增强扫描较有特点，可无强化或环形强化，环形强化的厚度取决于结核球周边肉芽组织的多少。

### (2) 肺部感染

肺部感染是指由细菌、真菌或病毒引起的肺部感染。它会导致咳嗽、咯痰、发热、呼吸急促、胸部不适等症状，这些症状也与肺癌合并阻塞性肺炎非常相似。但是，肺部感染患者的症状通常会在数天或数周内得到缓解，并且可能会出现其他症状，如喉咙痛等。肺脓肿和机化性肺炎多发生于双肺下叶背段和下叶基底段，位于肺的外周，靠近胸膜，可呈方形、扁平形或三角形病灶。急性炎症时，影像学表现为中央密度高，周围密度低，边缘模糊；形成脓肿时，病变中央可出现较规则的低密度坏死区；形成小空洞时，空洞壁较规则。邻近胸膜反应性增厚，范围较广泛。经有效抗感染治疗后，病变通常明显缩小。

### (3) 肺内转移瘤

肺内转移瘤是其他癌症（如乳腺癌、结肠癌等）扩散到肺部的结果。这些转移瘤可能与肺癌在影像学上非常相似，但它们的治疗方法和预后也有所不同。在影像学检查中，两者的表现有所不同。肺内转移瘤通常呈现为多发、边缘模糊的结节或斑块，并且与原发灶的影像学表现相似。而肺癌则可能呈现为单个或多个结节、实性或空泡性阴影，并且有时会出现钙化。

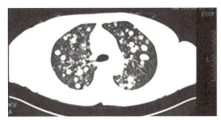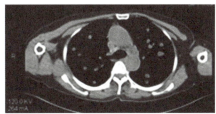

肺内转移瘤 CT 表现

### (4) 肺囊肿

肺囊肿是肺组织中形成的含有液体或气体的病灶。在影像学上,这些囊肿可能与肺癌相似,但它们通常不会引起明显的症状,也不需要进行治疗。影像学中肺囊肿位于中纵隔气管旁或肺门附近者表现较典型,不难诊断。位于肺外周者,多数表现为圆形或类圆形病变,轮廓清楚,光滑,少有分叶。典型者为水样密度,密度较高者并不少见,少数含乳钙状物者,可高于软组织密度,但增强扫描无强化,囊壁可有钙化。发生于细支气管的囊肿可呈分叶状,边缘不光整,其内甚至可见小空泡,与肺癌鉴别有一定困难,增强前后密度无变化可帮助诊断。

### (5) 结核性胸膜炎

应与癌性胸腔积液鉴别。结核性胸膜炎多见于青壮年,胸痛、气短,常伴有干咳、潮热、盗汗、消瘦等结核中毒症状。胸腔积液以淋巴细胞为主,间皮细胞<5%,蛋白质多大于 40 克/升,离心沉渣后涂片染色,显微镜镜检发现结核分枝杆菌或培养有结核分枝杆菌,但阳性率仅约 20%。胸膜活检阳性率达 60%~80%,结核菌素试验强阳性。老年患者可无发热,结核菌素试验亦常阴性,应多注意。

### (6) 肺隐球菌病

肺内单发或多发结节或肿块,大多位于胸膜下,单发病变易与周围型肺癌混淆。肺活检和血清隐球菌荚膜多糖抗原检测有助于鉴别。

# 16. 肺癌的手术方式有哪些?

**(1)按肿瘤切除的完全程度分类**

完全切除手术(根治性切除术)、不完全切除手术(姑息性切除术),以及主要以诊断为目的的活检手术。

**(2)按切除肺组织的多少分类**

解剖性肺叶切除术+淋巴结清扫术,局部切除(楔形切除术、肺段切除术),肺扩大切除术(双肺叶切除术、一侧全肺切除术、支气管袖状肺叶切除术、肺动脉袖状肺叶切除术以及合并切除肿瘤受侵器官组织的肺癌扩大切除手术)。

**(3)按切口和创伤的大小分类**

常规开胸手术、小切口开胸手术和胸腔镜微创手术等。

一般所说的肺癌切除术主要指完全切除手术。

合理选择术式是肺癌获得根治性切除的关键。肺癌手术首选解剖性肺叶切除术+淋巴结清扫术。但肿瘤已累及叶支气管开口或邻近主支气管者应避免仅作管口部位的支气管肺叶切除,选择支气管袖状成形式可增加支气管近、远侧两切端的长度,优于肺叶切除术;对心肺功能不能耐受肺叶切除手术患者可行局部切除术。目前国际上有研究提示对于某些病灶可行胸腔镜下解剖性肺段切除或楔形切除术。

选用哪种手术方式需要根据患者病情、年龄、身体状态、肿瘤大小和位置、手术难度等因素进行综合考虑。

# 17. 肺癌的围手术期需注意什么?

围手术期是肺癌患者治疗过程中一个非常关键的阶段,它包括手术前准备、手术过程及手术后恢复等多个环节。在这个阶段,医生和患者需要密切合作,及时发现和解决相关问题,以确保手术的成功和患者的安全。肺癌围手术期需要注意以下几个方面。

(1)术前准备

在手术前需要进行全面评估,包括进行腹部彩超、骨扫描、头部 MRI 和心肺功能检查等,以明确患者有无肺癌远处转移和相关手术风险。同时进行呼吸道管理,有效的呼吸系统管理是肺癌手术得以顺利实施的基础。术前结合相关检查结果进行呼吸功能评估,这样可对手术效果、术后并发症做出初步预判,同时,对手术方式、切除范围的选择具有重要指导意义。研究表明术前有效的呼吸功能锻炼能降低术后并发症发生率。因此,根据患者呼吸功能制订个性化呼吸功能锻炼计划,术前指导患者戒烟≥2 周,每日督促患者使用呼吸训练器进行呼吸功能锻炼,术前通过深呼吸、有效咳嗽、雾化吸入等方面的指导,提高其术后呼吸功能锻炼的能力,加速术后肺复张,减少肺部并发症的发生。若合并糖尿病、高血压,还需监测血糖、血压,并控制至一定范围内(空腹血糖 7.77 ~ 9.99 毫摩尔/升,血压控制在 160/100 毫米汞柱以下);若合并心肌梗死、脑梗死,手术推迟至少 6 周;若口服阿司匹林等药物,至少需停药 1 周。

(2)早期进食

传统观念认为术前足够时间禁食、禁饮能减少术中、术后并发症的发生。但众多研究表明,术前长时间的禁食、禁饮不仅不能降低术中反流、误吸等问题的发生,反而会导致肠道水肿、电解质紊乱、睡眠障碍,增加患者痛苦。加速外科康复对术前禁食、禁饮及术后进食进行了严格管理,仅要求麻醉前禁食 6 小时、禁饮 2 小时,术前 2 ~ 3 小时可口服 10% 葡萄糖注射液 250 ~ 500 毫升,术后如无明显不适提倡及早进食,这样既能保证机体能量的供应、维持水电解质平衡,为术后恢复提供良好条件,还能减轻口渴感,增强机体舒适性,减轻胰岛素抵抗,加速术后胃肠道功能的恢复,同时避免不必要的静脉补液,降低体内液体负荷及肺水肿的发生风险,加速患者康复。

(3)手术前预防感染

手术前需进行皮肤消毒和预防性使用抗生素,以避免手术期间或术后发生感染。

### (4) 术后观察

手术后需要密切观察患者的呼吸、血压、心率等指标，及时识别和处理肺不张、低氧血症等并发症。

### (5) 疼痛管理

手术后需要有效的镇痛治疗和康复训练，减少患者的疼痛和缩短恢复时间，提高生活质量。众所周知，疼痛是胸外科手术后最常见、最突出的问题，有效的疼痛管理不仅能增强术后机体舒适性，还能提高术后功能锻炼依从性。通过术前实施超前镇痛、术后进行多模式镇痛管理显示，加速外科康复有效降低了患者术后疼痛程度，疼痛程度的减轻促进了术后康复功能锻炼的实施，加速了康复进程，缩短了住院时间。

### (6) 早期活动

术后早期活动是加速外科康复围手术期管理的重要环节。早期活动能改善患者肺功能，降低术后下肢静脉血栓、肺部并发症的发生率，同时提高身体功能，对加速术后恢复具有重要作用。调查显示，由于术后心理改变、疼痛及传统观念等因素的影响，早期活动并未真正得以落实，影响了患者的康复进度。早期活动的实施促进了患者胸膜腔内液体、气体的尽早排出，为早期拔除胸腔引流管奠定了基础。胸腔引流管的拔除避免了引流管刺激肋间神经而引发的疼痛，减轻了患者的不适感，对于加速康复具有积极意义。

### (7) 警惕术后复发

肺癌手术虽然能够切除肿瘤，但是并不能百分百保证治愈，术后要密切关注患者的身体情况，进行定期复查，及时发现和处理术后复发。

总之，肺癌围手术期需要全面的评估和准备，及时发现并处理潜在的问题，以确保手术的顺利进行和患者的安全。同时，术后也需要进行全面的镇痛和康复治疗，加快患者的恢复。

## 18. 肺癌根治术后哪些患者需要化疗？

术后病理诊断为小细胞癌的患者。

对于非小细胞肺癌,术后病理分期Ⅱ～Ⅲ期者,推荐含铂双药方案术后辅助化疗4～6个周期。术后恢复好的话,一般3～4周可以化疗,原则是越早越好。术后存在支气管瘘或其他并发症,建议延缓化疗或取消化疗;如果术后2～3个月由于各种因素,仍无法化疗,再做化疗效果有限,不推荐化疗。

## 19. 肺癌的化疗有几种方式?

化疗是指化学药物治疗,通过使用化学治疗药物杀灭癌细胞达到治疗目的。化疗是治疗癌症有效的手段之一,和手术、放疗一起并称癌症的三大治疗手段。

### (1)根治性化疗

有些对化疗药物敏感的癌症如白血病和淋巴瘤、绒毛膜上皮癌和生殖细胞恶性肿瘤等,通过单纯化疗就有可能治愈,这种以将癌症治愈为目的的化疗就称为根治性化疗。

### (2)姑息性化疗

大部分晚期癌症癌细胞已经广泛转移,靠现阶段科技水平已经不可能治愈,化疗的目的主要是控制癌症的发展以延长患者生命,或者通过化疗提高患者的生存质量,这种化疗就称为姑息性化疗。

### (3)术后辅助化疗

肿瘤包块虽然已经通过手术切除,但手术前就有可能发生临床检测不到的潜在转移,或者有少量癌细胞脱落在手术伤口周围,通过化疗杀灭这些残余的癌细胞,以达到预防癌症复发和转移的目的。

### (4)新辅助化疗

通过术前化疗可以使病灶缩小,方便手术切除,或者使部分失去手术机会的病灶缩小后再获得手术机会,同时还可以杀灭潜在的转移病灶,降低复发和转移的可能。

# 20. 化疗的常见副作用有哪些?

**(1) 恶心和呕吐**

一些化疗药物会引起恶心(感觉胃部不适)和呕吐。这些症状通常在治疗后几个小时开始并持续很短的时间。在某些情况下,它们可能会持续数天。

**(2) 脱发**

一些化疗药物可以引起头发脱落。患者可能会失去头部、面部、手臂、腋窝和腹股沟的毛发,过程缓慢或迅速,但并非所有化疗药物都会导致这种现象的发生。有些化疗药物只会使头发变少。在大多数情况下,头发在化疗后会长出来,但它可能与之前的头发不是相同的颜色,或者可能在其他方面有所不同。

**(3) 骨髓改变**

骨髓是骨头的内部液体。它是所有血细胞(红细胞、白细胞和血小板)的制造地。它经常受化疗影响,导致血细胞计数下降。

**1) 红细胞:** 红细胞将氧气从肺部输送到身体的所有部位。在化疗期间,骨髓可能无法产生足够的红细胞,没有足够的红细胞可引起贫血,这会让患者感到呼吸困难、虚弱和疲倦。它还可以使患者的皮肤、口腔或牙龈看起来苍白。

**2) 白细胞:** 化疗还减少了白细胞的数量,这使患者无法抵抗感染。因此患者要远离感冒或发热的人,经常洗手,必要时需及时到医院就诊治疗。

**3) 血小板:** 血小板可以形成血栓,阻止伤口出血。如果患者骨髓不能产生足够的血小板,即使是小切口,也可能会出血过多。如果患者的血小板计数很低,需要非常小心,牙刷过硬也会使牙龈出血。因此,可能需要使用软毛牙刷或泡沫制成的牙刷。

化疗药物对骨髓的影响不会持续很长时间。患者需定期进行血液检查,以确定骨髓何时再次制造新血细胞。如果患者血细胞计数过低,需及时就诊治疗。

### （4）口腔和皮肤变化

一些化疗药物会导致口腔和咽喉疼痛。良好的口腔护理是治疗的关键部分，每餐后一定要刷牙和牙龈。在开始化疗之前建议去看牙医，牙医可以告诉您在治疗期间照顾牙齿和牙龈的最佳方法。有些人会出现皮肤问题，如发红、瘙痒、脱皮、干燥和痤疮。大多数皮肤问题都不需治疗，但有些需要治疗。有些人对化疗药物过敏，这可能导致荨麻疹、瘙痒或呼吸困难。

### （5）生育问题

一些化疗药物会使生殖细胞畸形，甚至让患者无法生育。化疗结束后，这种影响不一定会消失。如果有生育计划，请在开始治疗前告诉医生。

### （6）记忆变化

癌症及其治疗可以影响患者的记忆和思考。在极少数情况下，它可以在治疗后持续很长时间。在使用大剂量化疗药物的治疗中更常发生这种情况。

### （7）情绪变化

癌症和化疗可以影响患者的情绪。化疗改变了患者的正常生活，患者可能会感到悲伤或害怕，与他人相处可能会有一些压力。患者可以与医护人员多沟通，也可以做些帮助减轻压力的事情。朋友和家人也应给予患者情感支持。

## 21. 肺癌化疗过程中需注意什么？

身体状况较差（Kps<60 或 ECOG>2）的肺癌患者不宜进行化疗，对于小细胞肺癌患者可适当放宽。

白细胞<$3.0×10^9$/升、中性粒细胞<$1.5×10^9$/升、血小板<$100×10^9$/升、红细胞<$2×10^{12}$/升、血红蛋白<80 克/升的肺癌患者原则上不宜化疗。

严重肝、肾功能异常，和（或）实验室指标严重异常，或有严重并发症和感染、发热、出血倾向者原则上不宜化疗。

在化疗中如出现以下情况应当考虑停药或更换方案:治疗 2 周期后病变进展,或在化疗周期的休息期再度恶化者,应当停止原方案,酌情选用其他方案;化疗不良反应达 3～4 级,对患者生命有明显威胁时,应当停药,下次治疗时须调整治疗方案;出现严重的并发症,应当停药,下次治疗时须调整治疗方案。

必须强调治疗方案的规范化和个体化。必须掌握化疗的基本要求。除常规应用止吐药物外,除卡铂外的铂类药物需要水化和利尿。化疗后密切监测患者血常规和生化指标。

化疗应当严格掌握临床适应证,并在肿瘤内科医师的指导下施行。应当充分考虑患者病期、体力状况、不良反应、生活质量及患者意愿,避免治疗过度或治疗不足。应当及时评估化疗效果,密切监测及防治不良反应,并酌情调整药物和(或)剂量。

# 22. 肺癌的放疗有哪些方式?

放疗,即放射治疗,是利用放射线的辐射能,通过外照射破坏肿瘤细胞的 DNA 从而杀死肿瘤细胞,是肺癌的主要治疗手段之一。X 射线、γ 射线和带电粒子如电子、质子和重离子是用于癌症放疗的常见辐射类型。放疗可以通过身体外的机器(外照射放疗)来实施,也可以通过在癌细胞附近放置放射性物质(内照射放疗,也称为近距离放疗)来实施。局部放疗(内照射和外照射)和外科手术一样,是肿瘤患者重要的局部治疗手段之一。而全身放疗使用的放射性物质,如放射性碘,在血液内扩散以杀死癌细胞。

## (1)根治性放疗

肿瘤生长在重要器官内或邻近重要器官,手术切除将严重影响重要器官的功能或无法彻底切除,同时肿瘤对放射线敏感,放疗能有效控制或消灭肿瘤。

## (2)姑息性放疗

放疗也可能是姑息性的。姑息性放疗常用于局部晚期癌症患者,手术、放疗和其他局部治疗方法已经不可能控制肿瘤,或用于已经发生了远处转移的肿瘤患者,现代的治疗方法已不可能挽回他们的生命。当然,当上述患者没有明显的临床症状和体征时,一般不必进行局部治疗。当各局部肿瘤的存在引起严重症状和体征时才可考虑使用放疗,目的在于缓解肿瘤引起的临床症状和体征减轻癌症带来的痛苦。

放疗一个疗程一般需要照射多次(平均30次左右)。大多数放疗是小剂量、多次照射。

放疗方案的选择取决于许多因素,包括肿瘤的类型、大小、位置,肿瘤距离对辐射比较敏感的正常组织的距离,患者的总体健康情况和既往病史,患者是否有其他的癌症治疗方案(如化疗等),该医院放疗科室能提供的放疗类型和放疗技术,以及其他因素如患者的年龄和其他医疗条件。

## 23. 放疗潜在的副作用有哪些?

如前所述,如同外科手术会不可避免地切除正常组织、化疗会不可避免地杀灭正常细胞一样,放疗也会破坏正常细胞,导致副作用。放疗可以引起急性(早期)和慢性(晚期)副作用。急性副作用发生在治疗期间,慢性副作用发生在治疗结束后的数月甚至数年。副作用的类型和程度取决于接受放疗的部位、每天给予的剂量、总的剂量、患者的总体身体状况,以及其他同时给予的治疗。急性副作用是由接受治疗的部位迅速分裂的正常细胞受损造成的。这些影响包括暴露于辐射下的皮肤刺激或皮肤损伤。治疗结束后,大多数急性副作用消失,但一些副作用(如唾液腺损伤)可以是永久性的。如果在放疗期间接受药物氨磷汀治疗,可以帮助预防唾液腺的放射性损伤。氨磷汀是唯一被批准用于放疗期间保护正常组织的药物,称为辐射防护剂。其他潜在的辐射防护剂正在进行临床试验。不管是身体的哪一部分被治疗,疲劳是放疗的一种常见副作用;腹部放疗时,恶心或呕吐是常见的副作用;脑部接受放疗时,恶心或呕吐有时也会发生。药物有助于预防或治疗放疗过程中的恶心和呕吐。放疗的慢性副作用可能发生,也可能不会发生。

慢性副作用包括纤维化(瘢痕组织替代了正常组织,导致受影响区域运动受限,如肺纤维化);肠道损伤,引起腹泻和出血;记忆丧失;生育功能受损。极少数情况下,可能会因辐射引起第二种癌症。放疗过程中应注意这些副作用的防护。

## 24. 如何安排肺癌患者的随访时间?

肺癌患者在治疗完成后需要定期接受随访。随访是治疗完毕后,患者接受检查和医生面诊的重要环节。安排好肺癌患者的随访时间是很重要的,这样可以确保患者早期诊断和及时接受治疗,以便及时发现和处理可能出现的复发和转移。检查主要以影像学检查为主,具体应根据病情和治疗方案制订随访计划。一般而言,肺癌的随访包括两个阶段,从就医时间、患者病情类型、病情严重程度、随访频率等方面分析,可以如下安排随访时间。

### (1)术后随访阶段

此阶段包括术后监测和随访。

对早、中期肺癌手术后,完成规定的放化疗等辅助治疗后,建议第 1 ~ 2 年每 3 ~ 6 个月复查一次,第 3 ~ 5 年每半年复查一次,5 年以后每 1 年复查一次。复查内容包括:血常规、肝肾功能、电解质、血肿瘤标志物、胸部平扫或增强 CT、腹部 CT 或彩超;若出现疑似脑转移症状,可加做头颅 MRI;若出现疑似骨转移症状,可加做骨扫描,若有阳性结果,可进一步复查 CT 或 MRI 排除;当然,若经济条件允许,也可行 PET-CT 复查。对晚期肺癌患者,复查时间相应缩短。如果随访过程中出现问题,可以随时根据具体情况增加随访次数。

### (2)其他治疗后随访阶段

在切除手术无法实施或治疗完成(放疗、化疗或靶向治疗)后需要进行随访监测。此阶段的随访通常包括每 3 ~ 6 个月进行一次的专门体检,如肺部 CT 或 PET-CT 检查和必要时进行的其他检查(例如心电图和相关的器官超声检查)。

总之,定期随访是肺癌治疗后必不可少的一步,可以帮助医生及时发现病情变化,进行治疗方案调整,提高患者的生活质量和改善预后。

## 25. 肺癌的病理组织学诊断标准是什么?

肺癌是一种恶性肿瘤,病理组织学诊断是肺癌诊断的重要手段之一。

肺癌的病理组织学诊断标准是根据肺组织中癌细胞的形态、分化、生长方式、浸润深度、分布范围和组织结构等方面的特征来确定的。根据不同的细胞类型和病情严重程度,肺癌可以分为腺癌、鳞状细胞癌、小细胞癌和大细胞癌等多种类型。

常规的肺癌病理组织学诊断标准包括:病变的组织学类型、病变的大小、病变的深度和范围、病变的分化程度和肿瘤细胞的形态、病变的浸润性和扩散情况、病变的淋巴结转移和远处转移情况等。

一般情况下,肺癌病理组织学诊断需要通过病理组织学检查、免疫组化检查、分子病理学检查以及影像学检查等进行多方面的综合判断。

## 26. 肺癌的免疫组化和特殊染色方法有哪些?

肺癌的免疫组化和特殊染色检查可以帮助病理医生诊断病变类型和预测患者的治疗反应和预后状况。

(1)免疫组化

常用的免疫组化表达标记包括以下几种。

1)CK7、CK20:鳞状细胞癌常表达 CK5/6,腺癌常表达 CK7,结肠癌常表达 CK20。

2)TTF-1:一些腺癌和大细胞癌表达 TTF-1,但鳞状细胞癌和小细胞癌不表达。

3）Napsin A：肺腺癌常表达 Napsin A，而其他类型的肺癌不表达。

4）P40：与鳞状细胞癌相关。

(2) 特殊染色

除了免疫组化检查，还可以进行一些特殊染色方法。

1) PAS 染色：可用于检测肺腺癌中黏液分泌物的存在。

2) 银染色：对小细胞肺癌的诊断有帮助。

3) GMS 染色：可用于检测肺组织中真菌感染。

免疫组化和特殊染色检查在肺癌病理学诊断中有重要的作用，可以为患者肺癌的分型、临床分期和预后评估提供依据。

# 27. 肺癌的分子病理检测有哪些？

肺癌的分子病理检测可以帮助病理医生对肿瘤进行更准确的分型，以及预测治疗反应和预后情况，其常用的分子病理检测有以下几种。

(1) *EGFR* 突变检测

*EGFR* 基因突变是肺腺癌中最常见的靶向治疗相关的基因突变之一，约占基因突变的 40% ~ 50%。检测 *EGFR* 基因突变可以预测患者对于 EGFR 抑制剂治疗的反应及其预后状况。

(2) *ALK* 基因融合检测

*ALK* 基因融合也是一种与靶向治疗相关的基因突变，*ALK* 基因融合检测可以帮助判断患者是否适合接受 ALK 抑制剂治疗。

(3) *ROS1* 基因融合检测

*ROS1* 基因融合是肺腺癌中另一种靶向治疗相关的基因突变，检测 *ROS1* 基因融合可以预测该患者对 ROS1 抑制剂治疗的反应情况。

(4) *KRAS* 基因突变检测

*KRAS* 基因突变是导致肺腺癌发生和发展的关键基因突变之一，检测 *KRAS* 基因突变可以帮助判断患者预后情况。

### （5）*BRAF* 基因突变检测

*BRAF* 基因突变是导致肺癌发生的关键基因突变之一，检测 *BRAF* 基因突变可以帮助判断患者预后情况和评估靶向治疗的可行性。

总体来说，分子病理检测在肺癌诊断和治疗中起着越来越重要的作用，它可以对肺癌的分类、预后评估、治疗策略制订等方面提供重要的帮助。

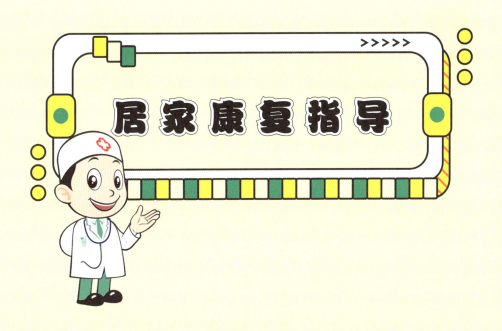

居家康复指导

丁某,女,64 岁,以"刺激性咳嗽 2 周"为主诉就诊,完善相关检查后考虑右上肺恶性肿瘤,积极术前准备后行胸腔镜下右肺上叶切除+淋巴结清扫术,手术后病理结果回示右上肺腺癌,$pT_2N_1M_0$,ⅡB 期,给予辅助化疗。化疗期间为了减少患者痛苦,给予留置外周中心静脉导管(PICC)。患者出院前咨询:"医生,留置 PICC 后不用天天扎针了,我出院后能否继续留置PICC?"

这是很多肺癌患者出院后的困惑之一。下面我们一起了解肺癌居家康复的相关知识。

## 28. 居家康复时需要定期复查的肿瘤标志物有哪些?

肿瘤标志物是指肿瘤细胞分泌或脱落到体液及组织中的物质,或是机体对肿瘤反应而产生并进入体液及组织中的物质。这些物质有的不存在于正常人体内,有的在肿瘤患者体内含量超过正常人体内含量。通过测定其存在或含量就可以辅助诊断肿瘤、指导临床治疗、监测复发转移及判断预后。肿瘤标志物非常之多,敏感性和特异性各不相同。临床上需结合临床症状、影像学检查、病理检查等其他手段综合考虑其价值。

肺癌的肿瘤标志物主要有以下几种。

### (1)癌胚抗原

癌胚抗原(CEA)是起源于大肠癌组织的一类免疫糖蛋白,是一种广谱肿瘤标志物,广泛存在于乳腺癌、肺癌、肠癌等恶性肿瘤组织。对于肺癌手术患者,术后 CEA 可短期升高,一般在 2 个月左右下降,如长期不下降或继续升高,应考虑有转移可能。

### (2)糖类抗原 125

糖类抗原 125(CA125)最初在卵巢癌中发现明显升高,后来在肺癌恶性渗出液中也发现 CA125 存在,部分肺癌患者血清的 CA125 也有不同程度升高。

### (3)鳞状细胞癌相关抗原

鳞状细胞癌相关抗原(SCC-Ag)参与肿瘤细胞调控过程,在各种类型的肺癌中,对于肺鳞癌的诊断特异性最高。SCC-Ag升高程度与肿瘤的恶性程度密切相关,SCC-Ag升高一般提示病情恶化或复发转移,因此可用于疗效评估及预后判断。

### (4)细胞角蛋白19片段

肺鳞癌和肺腺癌均可见细胞角蛋白19片段(CYFRA 21-1)表达,尤其是肺鳞癌,因此检测CYFRA 21-1对肺癌的病理分型和预后评估具有重要价值。

### (5)神经元特异性烯醇化酶

神经元特异性烯醇化酶(NSE)是参与糖酵解途径的烯醇化酶中的一种,存在于神经组织和神经内分泌组织中。在与神经内分泌组织起源有关的肿瘤中,特别是小细胞肺癌(SCLC)中有过量的NSE表达,导致血清中NSE明显升高。

### (6)胃泌素释放肽前体

胃泌素释放肽前体(ProGRP)对小细胞肺癌的诊断具有重要价值,对小细胞肺癌的疗效评估、复发监测及预后判断也有一定作用。10%~30%的非小细胞肺癌也会出现ProGRP升高,但一般升高幅度较小。

上述为目前临床最为常用的肺癌肿瘤标志物,对上述几种肿瘤标志物进行联合检测的价值更大,可以作为诊断的有力佐证。但肿瘤标志物升高并不代表一定患有恶性肿瘤,炎症、感染、炎症性增生,甚至肝肾功能障碍等也会导致一些肿瘤标志物的低水平升高,也就是"假阳性",应引起重视。肺癌的诊断不能单独依靠肿瘤标志物的检测,需要借助临床检查、影像检查和手术探查等综合判断,病理是诊断的金标准。另外,因患者个体差异等因素,肿瘤标志物的分析要结合临床情况,从多个角度进行比较,才能得出客观真实的结论。

## 29. 居家康复时需要定期进行头部检查吗?

与其他恶性肿瘤一样,肺癌扩散途径包括三种,一是淋巴转移,二是血行转移,三是种植转移。

肺癌容易发生脑转移。非小细胞肺癌患者在病程中有 30% 左右发生脑转移,其中以大细胞未分化癌和腺癌较多见,鳞癌次之,而小细胞肺癌脑转移率更高。由于肺是血管极其丰富的器官,且肺血管与椎静脉间存在吻合支,脱落的肺癌细胞可不经过肺部毛细血管的滤过而直接入脑。较小的脑转移灶可没有任何症状,部分是在患者复查时发现。当脑部病灶位于较重要的功能区或出现脑水肿时,可能会出现肢体功能障碍、失语、头痛、呕吐、视物模糊等症状。

随着医学技术的进一步发展,肺癌的 5 年生存率在不断提高,很多患者经过一系列治疗后都能达到无瘤或者带瘤生存的状态,但是病情稳定并不代表着万事大吉,出院后还需定期去医院做复查。

随着生存期的延长,脑转移的发生率会越来越高(20% ~ 65%)。当出现头痛、呕吐、视物模糊、精神症状等脑症状时,应考虑脑转移,及时行头颅 MRI 或头颅 CT 检查。如果没有相关症状,可暂不行头部检查。

## 30. 居家康复时需要定期进行骨扫描检查吗?

肺癌会发生骨转移,尤其是肺腺癌,极易通过血行转移到全身的骨组织。比较常见的骨转移部位依次为肋骨、胸椎、腰椎、髂骨、股骨、肱骨等。部分患者以骨痛为首发症状就诊,完善检查发现是肺癌骨转移。肺癌骨转移以溶骨性破坏为主,转移部位会有显著疼痛,并容易发生病理性骨折。少数肺癌患者因胸腰椎转移压迫脊髓,导致截瘫,使生活质量严重下降。

骨扫描又叫骨 ECT 检查,即骨显像,它是利用某些核素可与骨结合的特性,采用核医学显像仪器探测体内被骨骼吸收的核素所发出的电磁射线,从而检查骨的形态、血液供应及代谢情况有无异常的一种检查方法。由于其灵敏性较高,所以骨 ECT 检查在骨肿瘤、骨感染、骨代谢等骨科疾病的早期诊断方面具有很高的价值。骨 ECT 检查主要包括骨静态显像(全身骨显像和局部骨显像)、骨动态显像、骨断层显像、骨多模式融合显像(如 SPECT/CT 图像融合显像)4 种类型,临床应用时会根据患者的具体情况选择一种或几种方法联合使用。

通过骨扫描检查发现肺癌骨转移的发生率为 10% ~ 15% 。如果患者出现骨痛,可以做骨扫描,检测有无骨转移,了解全身骨骼情况。一旦怀疑骨转移,可以针对性地进行 MRI 或 CT 检查,进一步证实是否转移,如果没有骨痛等骨转移症状,目前不建议常规检查。

## 31. 手术治疗患者居家康复时出现咯血怎么办?

咯血是指喉及喉以下的呼吸道及肺任何部位的出血,经口腔咯出。少量咯血有时仅表现为痰中带血,大咯血时血液从口鼻涌出,严重者可阻塞呼吸道,导致窒息死亡。

咯血量判断:大量咯血为 24 小时内咯血量>500 毫升或咯血量>100 毫升/次;中等量咯血为 24 小时内咯血量 100 ~ 500 毫升;小量咯血为 24 小时内咯血量<100 毫升。

肺癌术后近期内少量痰中带血主要可能是因手术刺激,支气管黏膜在术后充血、水肿。咳嗽时充血的毛细血管破裂,便会出现痰中带血。另外手术残端缝合时出血亦要随痰咳出。一般说来,在术后几天痰中带血是正常的,无须特殊处理。

如果是在术后较长时间仍出现痰中带血或中、大量咯血则需警惕,一种原因为支气管残端炎症刺激形成的肉芽肿破溃出血;另一种原因则为癌症在局部复发或别处转移,应行气管镜等检查。这时肺癌患者多会伴有衰竭症状,病情也日趋加重,应该及时到医院进一步治疗。

## 32. 手术治疗患者居家康复时出现下肢疼痛、肿胀怎么办?

手术治疗患者居家康复时出现下肢疼痛、肿胀需警惕下肢静脉血栓栓塞(venous thromboembolism,VTE)。静脉血栓栓塞包括肺栓塞及深静脉血栓(deep vein thrombosis,DVT),其中以DVT最为常见。DVT多在下肢形成,可影响患者的肢体功能,栓子脱落后,经静脉循环至肺动脉后诱发肺栓塞,导致患者死亡。最凶险的并发症是肺动脉栓塞致患者猝死。临床研究证实,多种机制会导致恶性肿瘤患者的血液呈高凝状态,且恶性肿瘤患者术后常需要卧床休息,加之康复初期活动量相对较小,这些因素共同造成恶性肿瘤患者术后发生下肢DVT的风险明显升高。

下肢DVT的症状:主要表现为下肢突发疼痛、肿胀等,也可无症状,可伴腿部皮肤发红或变色,患肢温热感。其诊断依据为下肢深静脉超声检查结果。患者若术后发生下肢非对称性肿胀、疼痛,或伴胸痛、呼吸困难等疑似肺栓塞的症状,应及时去医院就诊,必要时行下肢深静脉超声等相关检查。

## 33. 全肺切除患者居家康复时出现肺部感染怎么办?

患者一侧全肺切除,仅余另一侧肺,若健肺合并肺部感染,很容易出现呼吸功能不全、呼吸衰竭,甚至死亡。患者一侧全肺切除后呼吸膜面积明显减少,肺功能储备下降,同时容易合并肺动脉高压,出现通气血流比例异常,若出现肺部感染,则会使肺功能进一步下降;同时肺部感染易导致痰多,若痰液阻塞支气管或气管,可能引起呼吸衰竭、窒息。患者一侧全肺切除术后合并肺部感染应及时去医院就诊,行抗感染、祛痰等对症支持治疗,鼓励咳嗽、咳痰,保持呼吸道通畅,同时注意休息,避免过度劳累增加心肺负担。

患者一侧全肺切除出院后数星期内,应进行有效肺功能锻炼,注意保持口腔卫生,避免出入公共场所或与上呼吸道感染者接触,避免居住或工作于布满灰尘、烟雾及化学刺激物品的环境,劝其戒烟。化疗后应注意血常规指标的变化,定期到医院复查血常规和肝功能等。同时应适当运动,锻炼心肺功能,加强营养,注意保暖,避免感冒等。

## 34. 全肺切除患者如何进行输液治疗?

由于一侧全肺切除患者只余下单侧肺,肺循环压力增高,肺血管床容量明显减少,心脏后负荷增加,患者的呼吸循环功能受到影响,如果静脉输液速度过快,单位时间内进入静脉液体量较多,会加重心脏负荷,引起急性肺水肿,甚至心力衰竭症状。

肺水肿,指液体从肺毛细血管异常渗透至肺间质、肺泡,超过了淋巴回流的代偿能力,造成肺血管外液体异常积聚的一种病理状态。肺水肿发生可起源于肺部疾病,也可以起源于肺外疾病,特别是心脏和肾脏疾病。心源性肺水肿是心脏原因引起肺毛细血管静水压增高,导致血管内液体外渗,发生肺水肿。非心源性肺水肿又根据其具体的病因分为神经源性肺水肿、高原性肺水肿、感染性肺水肿等。

肺水肿最常见的症状是呼吸困难、端坐呼吸,也可出现烦躁、窒息感,严重者可昏迷。同时患者还有原发病的相应的临床表现,比如慢性左心室功能不全的患者,可出现咳嗽,咳嗽常是肺水肿进展的早期表现,严重者可出现咳粉红色泡沫样痰。

因此,输液速度及量必须特别限制:速度为 20 ~ 30 滴/分,24 小时输液量在 2000 毫升以下。输液时应先胶体后晶体,限制盐的过量摄入。

# 35. 一侧全肺切除患者居家康复活动时需注意什么?

一侧全肺切除术后的患者,肺体积减小,导致术后呼吸循环功能损害。所以对于肺癌患者来说,术后的肺功能康复也就尤为重要。通过呼吸功能训练、运动指导等干预措施可有效改善患者肺功能。而且长期坚持系统的呼吸训练治疗可改善肺癌术后患者的肺功能和运动耐力,减少并发症发生概率,提高其生存质量。目前肺癌患者的肺康复治疗以运动训练为主,包括分段式呼吸与呼吸肌训练,遵循循序渐进、不感到劳累的原则。

**(1)运动训练**

**1)下肢运动训练**:如步行、蹬车、爬楼梯、游泳、跑步等,是肺康复治疗的关键性核心内容,能增强患者心肺运动功能和运动能力。

**2)上肢运动训练**:如两上肢绕圈、重复平肩提举重物等形式,上肢运动训练可增加前臂运动能力,减少通气需求。

**3)呼吸肌训练**:包括缩唇呼吸和腹式呼吸,临床上常用的还有吹气球练习等,可改善患者呼吸肌功能,减轻呼吸困难的症状。

**(2)分段式呼吸**

分段式呼吸不像普通的呼吸方法一次性流畅地吸气与吐气,而是将吸气和呼气分成几个均等的部分,且每一部分之间用一个轻微的屏息将其分开,同时保证每一部分的开始和结束点清晰可辨。呼气时将口唇略微缩小,缓慢将气体呼出以延长呼气时间。该训练每次做5组,每组10次。

**(3)呼吸肌训练**

全身放松平躺在床上,在腹部放置0.25千克的水袋。用鼻子缓慢深吸气使腹部突起,吸气时用鼻吸入,腹部尽量突出,膈肌收缩,每次突起维持8~12秒,然后缓缓用口吐气,呼气时腹部内收。根据自身情况可以慢慢地增加训练次数,开始的时候持续训练5分钟。运动频率为每日1~2次,若患者感觉不适,则停止运动并休息。

术后进行适当的训练,有助于患者的康复。一侧全肺切除术后,患者心肺功能需逐步代偿,活动应量力而行,避免因体力劳累而加重心脏负担,引起心功能不全。同时患者应注意饮食,均衡营养,严格戒烟,注意预防呼吸道感染。根据自身情况,逐渐增加锻炼次数和强度,可做一定的家务劳动,避免重体力劳动。生活起居要有规律,保持心情舒畅,定期门诊复查,配合做好放、化疗等治疗。

## 36. 居家康复时手术切口护理需注意什么?

肺癌是常见的恶性肿瘤之一,根治性手术是临床上治疗肺癌优先考虑的治疗方式。通过手术切除肿瘤病灶,可以消除或减轻肺癌的症状,也可以有效降低肺癌转移复发的风险。但是手术的缺点也是明确的,首先,对身体的影响比较大,恢复期也比较长,耽误患者的正常生活和工作;其次,手术切口的护理让很多家属不知所措,在切口的愈合期间,很多患者会感觉到切口疼痛、发痒,从而抵触换药或非常想抓挠,却又担心造成切口感染、愈合不良。因此,手术切口如何护理,是肿瘤患者和家属最关注的问题。

通常手术后拔出引流管之前(平均 2~3 天),患者需要在病房里观察、治疗,其间对于切口的护理,会由专业的医生和护士来完成。他们会定时定点对切口进行换药,家属这时候不必过多干预。回到家后,这个责任就落到患者和家属的肩上了,那么居家康复时手术切口护理需注意什么呢?

### (1)切口愈合发痒

受伤时,皮肤和皮下组织遭到破坏,神经和血管也受到损害,受损的组织细胞释放出各种炎症介质,刺激末梢神经,伤口会出现疼痛和出血。受伤后各种组织加快生长来修补受损的部分,但不同组织生长速度不一样,结缔组织生长最快,上皮组织次之,神经组织生长最慢。因此切口快愈合时神经末梢才长进新生的结缔组织和皮肤。而新生的神经末梢发育尚未完全成熟,十分敏感,稍微受到刺激就产生神经冲动,但传到大脑的信息不全或不明确,而导致产生痒的感觉。待切口完全长好后,神经末梢发育完善,也就不觉得痒了。患者如果觉得痒,尽量别用手抓挠,保持切口卫生。如果实在痒得难受,可以用湿毛巾或者纸巾擦拭缓解。

### (2)切口周围麻木

手术后切口周围麻木、感觉异常是常见的现象,因为手术时切割皮肤会损伤支配皮肤感觉的皮神经。患者不必感到惊慌,这种情况会存在一段时间,以后会逐渐减轻或消失。

### (3)切口愈合慢

手术切口愈合慢是比较常见的现象,与很多因素有关,例如高龄、营养不良、肥胖、缝合技术欠佳、局部感染、糖尿病、组织循环灌注不足、局部微环境异常等。原则上尽量保持切口清洁,引流通畅。切口愈合不良是外科手术的并发症之一,近年来随着外科患者中老年患者、糖尿病患者等所占比例的增加,术后切口愈合不良病例数也明显上升。因此要注意控制血糖、加强患者的营养,营养支持可以提高患者免疫力,对切口愈合起到积极影响。

患者居家康复时,依据切口的不同情况,采取不同的护理方法。一般胸壁切口,若已拆线,1个月内避免局部用力揉搓,以防切口裂开。对于引流管口切口,如果切口没有出现感染、红肿,可给予碘伏棉球消毒,无菌纱布覆盖,2~3日更换一次敷料,延期拆线。对于伴有切口脂肪液化的患者,切口往往会有较多的渗液,每日需要给患者多次更换敷料,最多时可达2~3次,每次换药时尽量引流皮下的积液,避免因为积液造成的切口感染。但如果渗液量大,且伴有红、肿、热、痛的症状,应及时联系医生,进行切口的处理。

★ 一般情况下3~5天去附近医院进行换药即可,如果切口内有液体渗出,或出汗多时请及时换药。

★ 洗澡时应避开切口纱布,以免弄湿纱布。如有潮湿及时更换。

★ 如果纱布上的血干了但没有新鲜血液流出时可以先不处理,如持续有血液渗出应及时去医院处理。

★ 平时避免牵拉切口,请不要自行拆开纱布。

★ 正常情况下出院1~2周后门诊复查时拆除引流管口缝线;复查时不适合拆线的切口,拆线时间另定,或者至当地医院进行拆线换药。

# 37. 化疗后患者居家康复需注意什么?

化疗会引起骨髓抑制、胃肠道不良反应等。化疗结束后患者居家康复需注意以下几个方面。

## (1) 监测不良反应

★ 化疗后 3 天内患者仍会有恶心、呕吐等胃肠道反应,建议少食多餐,多进食高蛋白、高纤维等易消化的食物,同时可以口服甲地孕酮改善食欲。

★ 注意休息,多饮水,适当锻炼增强体质。

★ 化疗结束后 3 ~ 5 天复查血常规,如果白细胞、血小板偏低,予以升白细胞、血小板治疗。一般来说,化疗后血细胞计数在 7 ~ 14 天为下降期,14 ~ 21 天为上升期。一般患者"挺"过 14 天后,就不用担心骨髓抑制的问题了。

## (2) 保持良好的心态

良好的心态加上合适的护理会事半功倍,所以保持健康的心理状态很重要。如果患者在家心情低落、丧失了战胜癌症的信心,可以通过以下方式帮助患者重新找回信心。

★ 提供心理支持。肿瘤患者易失落、悲观,家人应多关心、体贴患者,使其面对现实,树立信心。良好的心态有利于增强机体抵抗力,并减轻因化疗带来的不适和痛苦,提高生存欲望。

★ 可以通过听音乐、看书等方式转移注意力,减轻患者焦虑等情绪。

★ 加入患者组织,通过接触抗癌的正能量人物、了解带有积极情绪的患者故事,将积极、正面的情绪传递给患者,也是改善情绪的不错选择。

★ 保持放松和平和的心态,自己振作起来才是根治不良情绪的最好方式。

## (3) 预防感染

化疗后患者会有骨髓抑制、免疫力降低等情况,特别容易感染各种细菌及病毒,因此需要加强对于感染的防护。

★ 天气变化时要及时调整衣装,防止受凉感冒。

★ 居室经常通风,保持空气清新。

★ 尽量减少户外运动,适当控制探视人数,尽量不去人多的地方,避免接触感冒人群,出门戴口罩。

★ 要注意减少与宠物的接触,不要被宠物身上的细菌感染。

★ 保持周围环境的清洁和干爽,注意个人卫生,特别是手部卫生,勤洗手,尤其是在上厕所和进食前后,以防"病从口入"。避免抓挠,防止皮肤破损。

★ 注意日常用品消毒及口腔卫生。

★ 如果出现发热、寒战或出汗、咳嗽、气短、鼻塞、腹泻、口腔白斑等,要及时就医,防止感染加重。

### (4) 形象护理

化疗后头发掉落、皮肤状态变差是患者心情变差和情绪自卑的很大原因之一,一个美好的形象给个人带来的积极情绪是不可估量的,所以维护好自己的形象也很重要。

★ 防止头发受到过冷和过热的刺激,保护头皮,做好保温防晒,冬天佩戴帽子或头巾,夏天可用遮阳伞等避免暴晒。

★ 用性质柔和的洗发水,婴儿用的最好,一般 3~4 天洗发一次,擦干头发时不要抽打头发,同时尽量避免用吹风机。

★ 梳理头发动作要轻柔。

★ 如果头发掉落过多,可以戴假发维护自我形象,但是佩戴时间不要过长,每天最好不要超过 6 小时。

★ 因为医生要观察患者气色,所以患者不能化妆,但是可以画个眉毛,使用保湿补水护肤品。

★ 穿自己喜欢的衣服。

### (5) 适宜的活动和休息

患者的活动和休息都要讲究适宜,不能太过劳累,也不要休息太多。

★ 据自己的身体情况进行有规律的活动,比如做伸展运动、做一些体力要求不高的家务等都是可以的。

★ 对于卧床患者,要帮助其活动手、脚,避免关节僵硬。

★ 进行有规律、持之以恒的运动。

★ 保证自己充足的睡眠,睡前可以喝牛奶、读书等,必要时可让医生开具镇静药物帮助睡眠。

# 38. 放疗后患者居家康复需注意什么?

放疗也会引起骨髓抑制、胃肠道不良反应等。放疗结束后患者居家康复除有化疗结束后居家康复注意事项外,还需注意皮肤、口腔护理。

## (1) 皮肤护理

放射治疗1周后,放射野部位的皮肤可能会出现干燥、红肿、蜕皮等问题,需要注意下面几点。

★ 在接受治疗的部位,衣服不要穿得太紧,可穿质地柔软的衣服,如纯棉质地或丝质衣物。

★ 如果出现放射野皮肤瘙痒不适,不要用手抓搔、摩擦。

★ 洗澡时只能使用温水和温和的肥皂,让水轻轻冲洗接受放疗的皮肤,不要搓洗。

★ 建议避免使用含酒精等刺激性成分的化妆品、洗涤剂等,保持皮肤清洁,涂抹保湿霜。

## (2) 口腔护理

★ 口腔护理对于放疗后的患者来说非常重要,建议定期漱口(应注意避免含有酒精成分)、刷牙,并使用口腔护理用品(如口腔清洁液等),避免牙龈炎和牙周炎。

★ 口咽充血水肿,出现溃疡时,可用淡盐水含漱,清洁口腔,保持湿润,舒缓疼痛。淡盐水调配方法:一杯白开水(约500毫升),一勺食盐,搅匀。

★ 反应严重时,需要及时到医院就诊。

★ 为预防放射性牙髓炎,建议3年内不拔牙。

# 39. 靶向治疗后患者居家康复需注意什么?

靶向治疗主要分为基因突变的靶向治疗以及抗血管生成药的综合治疗。靶向药物是指被赋予了靶向能力的药物或其制剂。其目的是使药物或其载体能瞄准特定的病变部位,并在目标部位蓄积或释放有效成分。

**(1)基因突变的靶向治疗常见不良反应处理**

**1)皮肤反应:**注意皮肤保湿,日常可涂抹润滑油滋润皮肤,以口罩、围巾保护面部皮肤,避免干燥。①轻度皮疹患者(丘疹样病损或红斑,通常出现于头面部)应避免强光照射,保持皮肤卫生。要避免搔抓皮肤,皮肤干燥或瘙痒严重者可涂抹润肤露或维生素E软膏。②中度皮疹患者(丘疹样病损伴红斑,通常出现在头面部和上躯干部)应在轻度皮疹防治基础上,再以地塞米松涂抹患处。③重度皮疹患者(全身广泛严重的水疱或丘疹样病损)应及时联系主治医师诊治。

**2)腹泻:**首先注意饮食卫生,避免刺激性食物的摄入。如果腹泻每天少于3次,可以口服蒙脱石散(思密达)止泻;而如果腹泻每天次数超过3次,口服盐酸洛哌丁胺(易蒙停)。如果腹泻情况严重,应及时联系主治医生诊治。

**3)口腔溃疡:**用药期间应注意观察口腔黏膜情况,饭后用生理盐水漱口能预防口腔溃疡,如发生口腔溃疡可去医院就诊,一般2~3天可痊愈。

**(2)基因突变的靶向治疗饮食**

饮食方面可以多吃蔬菜水果,不宜食用高脂肪类、油腻及刺激性食物。注意避免接触油烟、香料之类可诱发恶心的气味。应限制酒精类饮料的摄入。合理安排一日三餐。早餐可以选择豆奶、牛奶等,中餐要荤素搭配,口味清淡,温热适度最好,晚餐应少而精,切勿重油盐。

**(3)基因突变的靶向治疗生活方式**

应保持健康的体重,养成积极运动的生活习惯。可以每周锻炼3、4次,每次30分钟左右即可,运动的方式选择散步、快步行走、打太极拳等都行,切勿剧烈运动。锻炼要注意遵循生理规律,由简入繁,由慢到快,循序渐进。应该注意戒烟。

**(4)基因突变的靶向治疗服药相关注意事项**

**1)漏服:**如果出现漏服情况,距离下一次服药时间还有12小时甚至更长时间的话,那么就尽快补服一次,否则就不应再补服了,更不能在下一次补服。

**2)饭前还是饭后服药效果好:**大多数的肺癌靶向药物建议空腹或餐后2小时再服用(如厄洛替尼、阿法替尼等);胃肠道反应小的药物可空腹服用;胃肠反应大的药物,建议在饭后半小时到2小时服用。部分药物空腹或随餐服用均可(如吉非替尼、埃克替尼、奥希替尼等),当然也有个别药物需要随餐服用(如阿来替尼、色瑞替尼等)。靶向药物不能嚼着吃!大多数靶向药物均推荐整片随水吞服,不可咀嚼或压碎;对于吞咽困难的患者,可将片剂分散于水中服用。

**3)定时定量服药:**每天服药时间尽量准时,例如今天早上8点服药,那么后续每天都应保持在这个时间服药,切勿擅自增加或减少服药剂量,应遵从医嘱。

**4)服药期间应避免食用的水果和药物:**服药期间,应尽量不食用西柚、石榴、杨桃类水果,会影响药效。应尽量不服用糖皮质激素、利福平、异烟肼、苯妥英、卡马西平、巴比妥类等药物。若确实需要以上用药,则建议两药的服用时间至少间隔2小时。

**(5)抗血管生成药的综合治疗相关注意事项**

**1)饮食原则:**少食多餐,每天5、6餐。吃一些高蛋白、高热量、低脂肪、易消化的食品。忌烟忌酒,少食辛辣等刺激性的食物。

**2)忌食水果:**柑橘、杨桃、葡萄柚不能吃,会影响药效。

**3)慎用抗凝或预防血栓生成的药物:**治疗期间慎用抗凝或预防血栓生成的药物,以避免加重潜在出血风险。主要包括但不限于以下列出的几类药物:水杨酸类衍生物,如阿司匹林;肝素类抗凝药物,如低分子量肝素、依诺肝素、替他肝素、阿地肝素等;心脑血管事件后预防性抗凝药物,如氯吡格雷、替格瑞洛等;引起心脏QT间期延长的药物,如克拉霉素等。

**(6)血管靶向药物的不良反应**

高血压、皮疹或干燥、皮肤发痒、手足皮肤反应(常会导致手掌和脚掌变软变厚,有时会有水疱出现)、腹泻、疲劳、影响/延迟伤口愈合。

建议:可以用药物进行处理,大多可通过对症处理、调整剂量、暂停给药得到控制。

# 40. 免疫治疗后患者居家康复需注意什么?

免疫治疗主要通过抑制 T 细胞的程序性细胞死亡分子1(PD-1)及其受体(PD-L1)通路,从而特异性杀伤肿瘤,可使少数晚期患者获得远期生存。肿瘤患者老年居多,常伴多种基础病变,自身处于免疫抑制状态,抗肿瘤治疗如化疗、放疗等可能造成患者免疫力的进一步低下,从而成为病毒感染的高风险人群。在肿瘤免疫治疗的时代,接受肿瘤免疫治疗的患者在日常生活中需要注意什么呢?

### (1)免疫治疗不良反应及护理

★ 如果出现皮疹、瘙痒以及血管瘤等,考虑可能为免疫相关性皮肤反应。患者可以穿柔软的衣裤,不要用力挤压或抓挠皮肤,不要用肥皂或含酒精等刺激性成分的洗护用品,洗澡时避免揉搓,洗完后外涂保湿乳剂避免干燥。

★ 居家期间如果出现腹泻、严重腹痛等,可能是免疫相关性肠炎。如果患者腹泻次数较多或者腹痛严重不缓解,就需要去医院就诊。

★ 出现白癜风的患者要避免长时间的强烈日光暴晒,避免食用辛辣刺激性食物及酒精类饮料。

★ 还需要关注的是一些可能导致严重不良反应的并发症,如在居家期间出现咳嗽或咳嗽加重、胸痛、呼吸短促等,可能是出现了免疫相关性肺炎;如果出现黄疸、严重恶心或呕吐、容易擦伤或出血等,有可能是免疫相关性肝炎;肾炎表现为腰部疼痛、水肿、肾功能异常等;垂体炎表现为异常头痛、极度虚弱、头晕或昏厥、视力改变等;甲状腺功能亢进表现为焦虑、易怒、多汗、睡眠困难、稀便、体重减轻等,而甲状腺功能减退表现为怕冷、体重增加、排便困难等;还有不明原因的乏力、精神差、胃口变差、水肿等,有可能是内分泌系统的不良反应。总之,出现以上情况要及时去医院就诊。

### (2)做好防护,避免感染

★ 做好个人防护,注意保暖,出门一定要全程佩戴标准的 N95 口罩或者是医用外科口罩,尽量减少陪护人员。

★ 如果可行,避免乘坐公共交通工具,并保持私家车的通风状态。

★ 除检查和治疗外,与陌生人保持 1 米以上的安全距离并时刻注意手的卫生。

★ 避免去人群密集的地方如地铁、商场、菜市场,尽量在家单间自我隔离,谢绝或者减少亲属探视的次数和时间,不要共饮共食,避免接触一切可能的传染源,保持生活和工作环境的卫生,居住处要经常通风、阳光充足、温度适宜。

★ 要提高自身免疫力:保持充足的睡眠,不要熬夜,同时饮食应科学搭配,保证营养全面均衡,肉类、奶类、蔬菜、水果、谷物杂类等各种食物都要摄入,蛋白质的摄入非常重要,并且要摄入充足的水分。

★ 如果有就医需求,那么在不紧急的情况下,肿瘤患者可以通过网上就医平台,进行线上就诊,足不出户与专家进行病情的交流。购药时也可以借助网络平台提供的药品配送服务,来减少去医院的次数。在维持总体疗效的同时,降低病毒感染的风险。

★ 如果需要来院进行检查,肿瘤患者除全程佩戴口罩和护目镜外,要注意自身防护,并要与医生协商好检查的周期,在不影响治疗效果的情况下,尽量减少到医院的次数。避免用手接触鼻、口、眼等,这些病毒可以入侵机体的外部空间。回家后要及时更换外套等衣物并进行消毒。对于正在住院的患者如需必要的陪护时,家属和患者都应该佩戴口罩,同时避开医院人流密集的地方,诊疗过程尽量做到预约制,包括检查、取药等。

# 41. 肺癌患者出现疼痛时如何缓解?

肺癌尤其是晚期肺癌患者,80% ~90% 会出现不同部位和不同程度的疼痛。

肺癌侵犯胸膜或者浸润局部肋骨会引起程度不同的胸痛。肺癌患者全身疼痛,多半是肺癌出现多发远处脏器转移所致。那么肺癌患者出现疼痛时如何缓解呢?

世界卫生组织推荐三阶梯止痛法:第一阶梯,轻度疼痛时,选用非阿片类镇痛药,如布洛芬和对乙酰氨基酚等。第二阶梯,加用弱阿片类药以提高镇痛效果,代表药为可待因。第三阶梯,选用强阿片类药,如吗啡。应根据疼痛的强度(如中、重度癌痛者)而不是根据癌症的预后或生命的时限选择用药。镇痛药物常用缓释或控释剂型。在癌痛治疗中,还可加用一些辅助药物以减少主药的用量和副作用,常用辅助药物如地西泮、艾司唑仑、氯丙嗪、氟哌啶醇等,或者抗抑郁药如阿米替林。

还可以椎管内注药镇痛:硬膜外间隙注入吗啡;蛛网膜下隙内注入神经毁损性药物,如苯酚或无水乙醇注入蛛网膜下隙,破坏背根神经使其脱髓丧失传导功能从而达到止痛。放疗、化疗均为治疗癌症的方法,同时也可用作晚期癌症止痛。对于一些激素依赖性肿瘤可使用激素疗法,能起到止痛的作用。

肺癌患者自己也能够做一些事情来减轻疼痛。疲劳会增加患者对疼痛的敏感性,因此肺癌患者要保证充分的休息。化疗有时会引发神经痛副作用,而粗糙、不合身的衣服或鞋子可导致症状加重,因此肺癌患者要尽可能穿着舒适的衣物。此外,对于伴有胸痛或骨痛的肺癌患者,休息用的床垫和椅子要软硬适中,以免对疼痛部位产生额外的压力。

疼痛会对肺癌患者的生活质量造成显著不良影响,所以出现疼痛的时候一定要就医;如果接诊医生没有镇痛经验,那就向有镇痛经验的医生或疼痛科医生寻求帮助。接受镇痛治疗之后,患者要向医生反馈治疗效果如何,以便在必要时调整镇痛方案。最后向肺癌患者强调的是,肺癌疼痛不需要忍耐,癌症镇痛药物应用早已放开,肺癌疼痛能够得到良好的控制和缓解。

## 42. 高龄肺癌患者居家康复时需注意什么?

高龄肺癌患者容易合并基础慢性病,需注意监测、控制慢性病。另外,高龄患者可能行动不便。因此,高龄肺癌患者居家康复时需注意以下几个方面。

### (1) 合理的饮食安排

科学搭配的饮食有助于缓解患者胃肠道不适的症状,促进身体恢复。家属在准备食物时,应以营养丰富、易消化的食物为主,建议患者每日摄入大于 300 克的蛋白食物,如鸡蛋、瘦肉、禽类、豆制品、鱼类、牛奶等。同时,患者要多吃一些低脂、含铁丰富的食物,如动物内脏、海带、木耳、香菇、芝麻等。另外,家属在准备食物之前,也要记得询问患者的喜好,尽量做成患者喜欢的口味,以增加食欲。

### (2) 平常心对待

很多癌症患者不喜欢被家人特殊对待的感觉,这只会经常性地提醒患者"你是一个病人",并对患者的情绪与身体恢复产生影响。所以,家属在与患者相处时应以平常心对待,无须过分小心翼翼,让患者逐渐恢复到患病前的生活模式。

### (3) 监测、控制慢性病

高龄肺癌患者容易合并基础慢性病,应注意监测、控制慢性病。另外,高龄患者可能行动不便,若长期卧床特别容易出现压疮,需勤翻身,使用全棉的床褥,并保持平整、无碎屑。对于病情严重、生活不能自理的患者,应嘱其卧床适当活动,注意皮肤护理,定时翻身,每天用温水擦洗皮肤,按摩手足,防止压疮发生。

### (4) 定期复查

肺癌患者都必须坚持定期复查。对于肺癌治愈者,定期复查的目的是早期发现可能存在的转移瘤和第二原发肿瘤。而对于接受抗肺癌治疗的患者,可以通过复查来评估治疗的效果,判定病情是否进展,以帮助医生决定后续治疗方案。具体随访周期,需要与主治医师沟通。

## 43. 合并脑转移的肺癌患者居家康复时需注意什么?

大多数肺癌合并脑转移的患者生活能够自理,但部分合并脑转移的肺癌患者居家时可能会出现头痛、恶心、呕吐、偏瘫、失语、癫痫,甚至昏迷等症状。家属需警惕这些症状。对于头痛、恶心、呕吐等颅内压增高的患者,正确记录液体的出入量是相当重要的,应限制液体的入量。若患者出现偏瘫症状,可每天按摩、活动偏瘫患者的瘫痪肢体,力度适当,避免疼痛。对失语患者可以通过读报、对话等方式进行训练。定期给患者翻身,以防压疮的发生。对于易发生抽搐的患者,应预防性地准备好床边护栏,防止患者坠床。为预防患者抽搐时咬破舌头,应将包以敷料的压舌板始终放在患者的床边柜内备用。密切注意患者的精神、神志变化,避免应用呼吸抑制较强的镇静剂等药物。

需注意心理护理,可耐心地听患者的倾诉,从中了解患者的心声和需要,弄清患者焦虑、恐惧的原因,尽可能地给予患者关怀,帮助其解决困难,使患者感受到温暖。同时还可采用转移注意力的方式和适时的心理疏导,使患者及时平息愤怒的情绪,使患者理解仍有一些方法控制病情的发展,协助患者制定抗癌计划,发挥患者的主观能动性,消除癌症脑转移对患者的不良影响。

## 44. 合并骨转移的肺癌患者居家康复时需注意什么?

肺癌骨转移发生率为 30%～40%,肺腺癌骨转移发生率最高,其次为小细胞肺癌和肺鳞癌。转移的病灶以多发为主,其好发部位依次为肋骨、胸椎、腰椎、骨盆,其中肺腺癌以胸部及骨盆转移为主。另外,肿瘤细胞经血液循环到达骨骼,也易在含红骨髓的躯干骨生长和繁殖,而较少在含黄骨髓的四肢长骨生长。

### (1)疼痛护理

癌痛是一种痛苦的折磨,严重影响患者的生活质量。对于骨转移所致的疼痛可遵医嘱使用一些镇痛药、中药等缓解症状。缓解疼痛还可采用转移注意力和放松训练法。常采用的方法:①让患者参加感兴趣的活动,如唱歌、玩游戏、看电视、聊天、下棋、绘画等,能有效转移其对疼痛的注意力。②运用音乐分散患者对疼痛的注意力是有效的方法之一。根据患者不同的个性和喜好选择不同类型的音乐。

### (2)生活护理

★ 房间的清洁与消毒。患者手术及放化疗后机体抵抗力下降,易发生感染,因此应保持良好的室内环境,将室温控制在患者觉得舒服的温度,保持室内整洁,每日定时开窗通风,保持空气新鲜;保持床单清洁、干燥、平整。放疗或用药后部分患者白细胞和血小板减少,不宜出入人群密集的地方。

★ 患者家属应密切观察患者的变化,如有发热、咳嗽、咳血、胸闷或疼痛突然加重等异常时,应及时与医生联系。

★ 在日常生活中动作要轻柔,禁止剧烈运动。可以进行适当运动如散步、慢跑、打太极拳、练气功等,但是要注意运动幅度和时间,避免出现病理性骨折。

★ 选择穿软底鞋,不要穿高跟鞋。

★ 睡硬板床。因为对于肺癌骨转移患者来说,如果床垫较软,胸椎、腰椎转移的患者睡在上面很容易造成胸、腰椎骨折,轻者影响活动,重者可以造成下肢瘫痪,给患者带来极大的痛苦,加大了家庭护理的难度。所以肺癌骨转移患者,特别是有胸、腰椎骨转移者,在住院期间和回家休养期间都要睡硬板床,并且在卧床时不要用力翻身,坐起来后再翻身。患者翻身时需要两人同时帮助,一人双手托住后背,一人双手托住臀部和腘窝部位。切记在护理骨转移的患者时要细心,动作轻柔,避免二次伤害。

★ 尽量少触摸或按摩肿块。

★ 肺癌骨转移患者常伴有全身情况的变化,如食欲减退、消瘦、贫血等。因此要给予高营养、易消化的饮食,少量多餐。饮食结构要认真调理,要充分考虑患者平常饮食习惯,尽量满足要求,一般情况下想吃什么就给什么,但营养要充足,如薏米、甜杏仁、海鱼、茯苓、山药、大枣、菇类等。忌烟、酒、辛辣刺激性食物,忌油炸、烧烤等热性食物。

### (3)心理护理

焦虑与恐惧等不安情绪会加重骨痛的程度,骨痛的加重同样影响情绪。所以在平时的护理中,需要帮助患者保持积极向上的生活态度,分散患者对骨痛的感受程度。同时,及时把握患者的心理活动,抓住时机对患者进行心理疏导,激发患者以乐观、自信的心态正确对待治疗。

## 45. 合并肝转移的肺癌患者居家康复时需注意什么?

### (1)心理护理

肺癌肝转移患者在经过临床确诊之后,通常会产生严重的不良情绪,加之合并肝转移的肺癌患者的治疗手段是比较复杂的,患者的治疗以及康复效果通常欠佳,导致患者容易出现焦虑、恐慌、绝望等的负面心理状态。家属在平时生活中应支持、鼓励及多陪伴患者,让患者可以感受到家庭的温馨。对于心理承受能力差的患者,缓慢告知患者病情。鼓励患者正确对待疾病,树立乐观、自信的态度。多传达积极的情绪及有利于治疗的方法,如每天早晚让患者进行健康锻炼,让患者浏览书报,用听音乐或看电视的方法分散患者的注意力。一旦患者出现情绪低落、状态不佳,及时与患者交流,帮助患者树立战胜疾病的信心。

### (2)日常护理

家属可以适当地给予患者按摩、泡脚、修剪指甲、洗头等护理,帮助其提高生活质量,同时让患者多喝水,这样可以促进代谢产物排泄,预防便秘。每天做好消毒工作,经常为患者晾晒被褥,预防压疮。

### (3)活动指导

根据患者体能耐受程度来选择运动方式,如慢走、打太极拳、上下楼梯、骑车、游泳、做瑜伽等,运动要循序渐进,慢慢增加活动量和活动范围,以患者不感到劳累为宜。刚开始的活动时间可为十几分钟,逐渐适应后增加到30 分钟左右,身体微微发热时即可。

### (4)饮食护理

日常饮食需规律化,尽量做到一日三餐的时间规范化,或可尝试少食多餐。多食用高蛋白、高维生素、低脂肪易消化的食物如牛奶、鸡蛋、鱼类、豆制品等,荤素、粗细、红白肉要搭配。避免辛辣刺激、生冷和坚硬的食物,多进食新鲜水果和蔬菜,利于体内代谢废物和毒素的排泄。饮食宜清淡,注意色、香、味、形以增加食欲,烹调时多采用蒸、煮、炖的方式,鼓励患者多进食,保证营养的输入。

### (5)疼痛护理

疼痛是晚期肺癌合并肝转移最常见的并发症,持续性的疼痛会对患者造成严重的身心折磨。这时候患者可以在医生护士的指导下,严格按照疼痛情况,使用镇痛药物,也可以给予热敷、冷敷、按摩等。可适当为患者播放轻音乐等,使患者放松身心。

### (6)并发症防治

肺癌肝转移常出现的并发症包括腹水、继发感染、压疮、上消化道出血、肝昏迷、肝癌破裂等,患者及家属需记住这些常见并发症的症状表现,当出现相似的症状时,患者与家属需高度警惕。处理措施为保持患者呼吸道通畅,头和躯干抬高 20°～30°,下肢抬高 15°～20°。同时注意保暖,并拨打 120。

## 46. 携带静脉输液港的患者居家康复有哪些注意事项?

大部分肺癌患者需长期进行静脉治疗,为减少静脉穿刺频率,会选择长期留置静脉通路,如输液港等,但居家期间,这些管路该如何护理呢?

### (1)概念

完全植入式静脉输液港是完全植入人体内的闭合输液装置,可为患者提供长期的静脉血管通道。留置部位优选颈内静脉及锁骨下静脉,贵要静脉、股静脉等亦可选择。

### (2)适应证

①外周静脉条件差且需要连续性或间断性静脉输液治疗的患者。②肿瘤患者输注有毒、刺激性药物,如化疗药物、靶向药物,药物经外周静脉给药容易引起静脉炎。③长期输注肠外营养等高渗性药物的患者。④需要反复输注血液制品、采集血样。

### (3)优点

①感染风险低:完全埋植在皮下,从而降低感染的风险。②方便患者:一般都是埋在胸壁皮下,不易被别人发现,从而不会增加患者的心理负担,且能满足患者的隐私需求。③不影响日常生活:可洗澡,提高患者的生活质量。④使用期限长:一般10~20年。⑤维护简单:治疗间歇期每4周维护一次即可。⑥保护静脉:减少穿刺频率,避免多次静脉输液时的穿刺痛苦。

### (4)居家注意事项

★ 输液港置入术后伤口常规2~3天换药,保持敷料干燥,若出血较多,请及时告知医师更换敷料。伤口一般7~14天愈合,使用免缝胶布的伤口,无须拆线,伤口愈合时胶布会自然脱落,待伤口恢复后,患者可以正常洗浴。

★ 保持输液港周围皮肤干燥、清洁,可用肥皂水清洁皮肤后用酒精消毒。如皮肤出现发红、肿胀、灼热感、疼痛等炎性反应,应及时就诊。

★ 如需要带针头出院,应保持敷贴清洁、完整,针头只能保留7天,敷贴松脱、潮湿应随时更换。

★ 治疗间歇期每4周维护一次输液港,应携带输液港患者维护手册,以便护士详细记录维护过程。

★ 植入输液港不影响患者从事一般性日常工作、家务劳动、散步等。

★ 避免同侧提过重物品、做引体向上、托举哑铃、打球、游泳等活动度较大的体育锻炼,防止埋植在皮下的注射座发生翻转、导管扭转。推荐定期行胸部X射线检查,定位输液港位置并确认有无导管断裂。不再使用的输液港应及时取出。

# 47. 外周中心静脉导管携带者居家康复需注意什么?

### (1)概念

经外周静脉穿刺的中心静脉导管(PICC,简称外周中心静脉导管)是利用导管从外周手臂静脉,如肘窝部贵要静脉、肘正中静脉或头静脉等,任选一条实施穿刺,导管直达靠近心脏的大静脉,如上腔静脉或下腔静脉。首选的穿刺静脉是贵要静脉。

### (2)适应证

①需要长期静脉治疗且外周静脉血管条件差。②需要注射刺激性强的药物,如化疗药等。③需反复输注血液制品。

### (3)优点

①导管材料为硅胶,柔软、弹性好,对血管刺激性小,且导管具有放射显影功能,可通过放射影像确认导管及其尖端的位置。②留置时间长,一般可达数月至一年,减少反复穿刺的痛苦,且不影响肢体的日常活动。③建立可靠的静脉通路,避免各类药物对血管的刺激,确保输液安全。

### (4)居家注意事项

★ 置管的上肢切勿负重(举重、提重物等)。避免游泳、水上作业等水中运动,尤其是置管后第一个 24 小时不湿水。

★ 冲凉时用薄膜包好,勿弄湿敷料。

★ 注意保持导管周围清洁、干燥。一般情况下,透明敷料每 7 天更换一次,纱布类敷料每 2 天更换一次。当发现贴膜有卷边、松脱、贴膜下有汗液、穿刺点出血、红肿等情况应及时去医院换药。每 7 天到医院更换正压接头、冲洗导管,避免发生导管堵塞。

★ 学会自我观察针口情况,如有红、肿、热、痛及时就诊。

## 48. 外周中心静脉导管携带者穿刺点出血应该怎么办呢？

肿瘤患者在经过放化疗等一系列抗肿瘤治疗后，通常出现血小板、白细胞降低等情况，相比于平常人，更容易出现出血症状。

剧烈活动后穿刺点出血可以先压迫止血，如果压迫止血无效应立即就医。

有部分患者置管 7 天内（尤其是 24 小时内），穿刺点会有渗血，如果渗血量很少就不需要做特殊处理。但是如果渗血量比较多，会在辅料里积聚起来，就需要就医换药，换药的时候可以在穿刺点垫上无菌纱布或者无菌棉球来进行压迫止血。

如果反复多次出血，而且出血量较大，做了止血措施也不管用，就需要查血小板和凝血功能，确认患者的凝血功能是否正常。

## 49. 外周中心静脉导管脱出后如何处理？

很多患者在进行大幅度的动作时，容易造成导管脱出，一般分为两种情况。

### （1）PICC 未完全脱出

脱出的部分是禁止再次送入静脉内的，应固定好后去医院就医。若体内存留部分大于 30 厘米，可以拍摄胸部 X 射线片，确认导管末端位置在锁骨下静脉后继续使用；若在锁骨下静脉以远，则需拔除。

### （2）PICC 完全脱出

按压住穿刺点防止出血，携带脱出的 PICC 就医，请医护人员判断 PICC 是否完整。

## 50. 外周中心静脉导管发生折断该如何处理？

目前临床使用的导管多为医用高等级硅胶材料,其质地柔软,在日常生活中要避免用锋利的物品去触碰导管,避免牵拉导管,置管处手臂避免剧烈活动。如因特殊原因导管发生断裂,应按以下原则处理:①如果是断在身体外面,体外导管妥善固定,千万不要让断端滑进去,且注意不要让空气进到导管里,封闭好去医院;②如果导管断端已进入体内,千万不要剧烈运动,置管处上臂扎紧,避免导管越滑越深进入心脏,立即就医。

## 51. 肺癌患者居家康复时发热怎么办？

肺癌所致的发热原因有两种。

(1)感染性发热

患者多有咳嗽、咳痰等感染的症状,胸部 CT、血常规、C 反应蛋白、血培养等结果可鉴别,予以抗感染治疗即可。

(2)癌性发热

由于肿瘤坏死物质被机体吸收所致,此种类型发热抗感染药物治疗无效,激素类或非甾体抗炎药有降温作用。

一般来说,体温不超过 38 ℃,可多喝温水,不需用药退热。但体温高于 38.5 ℃,可给予物理降温、吲哚美辛栓肛门纳入降温,以及多喝淡盐水,同时尽量至医院检查排除有无感染性发热原因,若有需给予抗感染等治疗。

## 52. 吸烟对疾病进展有影响吗？应如何戒烟？

即使做了根治性手术的肺癌患者,也不可以再抽烟!许多临床的调查数据显示,吸烟是导致肺癌发生的重要因素,也是导致肺癌发生的独立因素。烟草燃烧后产生的多种化学性致癌物质,可以对肺的黏膜细胞造成持续损害,导致黏膜细胞发生癌变,形成肺癌。如果患者在术后继续保持吸烟这种不良嗜好,则烟草燃烧产生的致癌物质会导致肺癌的再次发生,或者造成病变复发以及转移的情况,进而发展成晚期肺癌,生存期及生存质量明显缩短。

戒烟期间会有戒断症状的出现。戒断症状是烟草依赖的主要表现,包括戒烟后出现烦躁不安、易怒、焦虑、情绪低落、注意力不集中、失眠、心率降低、食欲增加、体重增加、口腔溃疡、咳嗽流涕等。停止吸烟后 1 天内出现戒断症状,在戒烟最初 14 天最为强烈,大约 1 个月后减弱,可能持续长达 6 个月。

以下几个帮助戒烟的小方法可以试一下哦!

★ 在工作场所放一些无糖口香糖、水果、果汁和矿泉水来代替香烟,多做几次短时间的休息,到室外运动运动。

★ 工作之余可以选择去图书馆、博物馆、电影院、商店或者教堂等禁止吸烟的场所。

★ 扔掉吸烟用具,诸如打火机、烟灰缸、香烟。

★ 将所有烟蒂都搜集在一个透明的大玻璃瓶中,每天看看,培养对吸烟的厌恶感。

★ 制订一个完整的戒烟计划,可以每周甚至每天减少吸烟的数量。

★ 买几包自己不喜欢的香烟,在最不想抽的时候,强迫自己抽,直到对烟感到恶心为止,此外在患感冒或消化道疾病时可对香烟常产生一种生理上的自然厌恶。

★ 通过刷牙使口腔里产生一种令人不想吸烟的味道,或者通过令人兴奋的谈话转移注意力。

★ 多了解吸烟有害的相关知识,从内心产生恐惧感,增强在心理和情绪上戒烟的动力。

# 53. 哪些训练有助于肺癌患者康复?

大部分人认为一旦患病就应该好好休息,拒绝一切运动锻炼。其实这个观点大错特错,运动训练被认为是肺康复计划的基石,通过运动能提高体能及生活质量,减轻乏力症状;可改善情绪,缓解焦虑和抑郁;改善食欲及睡眠;提高免疫力;改善肌肉力量,减少由不活动导致的肌肉消耗;增强自尊,减少日常生活中对别人的依赖。

肺癌是一种呼吸道恶性肿瘤,一般采用手术治疗,但手术是一种创伤性的治疗方法,其在一定程度上可损害患者的肺功能,导致呼吸功能下降、气管内分泌物增多,影响患者术后的生活质量,这时候运动训练就显得尤为重要了。那么,哪些训练有助于康复呢?

## (1)呼吸训练

**1)缩唇呼吸:** 通过缩唇增加外口阻力,提高气道内压,防止小气道过早塌陷闭合,同时增加肺泡通气量,提高肺血氧饱和度,缓解病情,改善肺功能。方法:①患者取坐卧位,闭嘴用鼻尽最大力吸气后屏气2~3秒,缩唇呈吹哨状或鱼嘴样慢慢呼气,吸呼比控制在1:2;②缩唇程度以患者自身感觉不费力为度,并坚持"深吸慢呼"的呼吸原则;③每日2次,每次5~15分钟。

**2)腹式深呼吸:** 主要作用是增加膈肌的活动范围,从而增强膈肌的肌力,增加肺泡通气量。方法:①患者取坐位或仰卧位,双肩自然向下垂,双腿屈曲,尽可能放松腹肌,并将两手分别放于前胸部和腹部,用鼻缓慢吸气时,膈肌松弛,尽量将腹部挺出,使放于腹部的手有向上抬的感觉;②屏住呼吸2秒,以最快速度充盈肺泡至肺扩张,慢慢呼气,腹肌收缩,腹部凹陷,手有明显下降感觉;③呼吸要深而慢,重在"呼"字,做到胸不动而腹部鼓起或凹陷;④每日锻炼2~4次,每次5~15分钟。

**3)正确使用深呼吸训练器**：深呼吸训练器携带方便,且具有可视化效果,强化患者主观能动性。患者通过深慢吸气模式,有效改善术后的肺功能,促进肺复张,减少术后并发症。

★ 操作步骤：①将深呼吸训练器与吸气软管相连,指导患者用手托住深呼吸训练器；②确定患者手术前最大肺吸气容量,患者取坐位或半坐位,指导患者深呼吸2～3次,呼气后含住口含嘴缓慢吸气,吸气时保持黄色指示杯在"BEST"范围内活动,使活塞上升至目标容量,屏住呼吸,尽量维持5～10秒,维持的时间越长,表示肺功能越好；③观察黄色指示杯降落至底部后,将口含嘴拿开,缓慢缩唇呼气,休息片刻后再进行第二次训练,重复以上步骤；④建议术后24小时即开始使用,每1～2小时1次,10个循环/次；或者5次/天,10个循环/次；或者4小时/次,15个循环/次。

★ 注意事项：①训练过程中密切观察患者病情变化,尤其是血氧饱和度、心率等,注意劳逸结合。频繁过度的深吸气训练也会引起不良反应,如过度换气,表现为头晕、胸闷、心悸、口唇发麻等症状,出现不良反应时应立即停止训练,平静呼吸,卧床休息。②使用后口含嘴用温水清洗晾干待用；③禁忌证为肺部出血、胸骨肋骨骨折未得到有效固定等。

## (2) 有氧运动训练

训练项目有散步、跳广场舞、骑单车、快走、慢跑、长距离游泳、打太极拳、球类活动等,其中散步是最常见的有氧运动方式。

研究显示,有氧运动既可以锻炼肺活量跟耐力,也可以锻炼肌肉,使人保持年轻活力状态。运动开始的时间常被建议为餐后30分钟至1小时为宜,以免影响胃肠消化、吸收。持续的时间基本为15～30分钟(热身5～10分钟),使机体慢慢适应起来,从而使心血管适应,并提高关节、肌肉的柔韧性,避免肌肉拉伤。运动结束后还需要5～10分钟放松,如慢走、按摩等,这样不仅有助于缓解肌肉疲劳,减轻肌肉酸胀等不适,还可以促进血液回流,防止因突然停止运动造成肢体淤血,回心血量下降,引起脑晕厥或心律失常。有氧运动可1次或分次完成,每周至少3次。

## (3) 阻抗运动训练

阻抗运动训练包括引体向上、俯卧撑、仰卧起坐、直立提拉。阻抗运动可以改善肌肉力量、提高耐力,降低老年人的跌倒风险,同时对健康老龄化有益。运动频率为至少每周2次。

# 哪些饮食有助于肺癌患者康复?

## (1)肺癌化疗后

对于肺癌化疗后的患者,建议均衡饮食。不要单一饮食或者一味地忌吃什么东西,保持一个良好的胃口,均衡摄入营养对患者更有帮助。肺癌患者化疗之后,可能会出现消化道或者肝肾功能的损伤,出现厌食、恶心、呕吐、腹泻的症状,所以饮食上忌辛辣刺激性食物,同时尽量不要饮酒或者食用高胆固醇的食物,造成肝的负荷增加。饮食方面建议吃高蛋白食物,比如鸡肉、鱼肉、虾肉等,以及高维生素的水果,比如猕猴桃、苹果、火龙果、香蕉等。因为肺癌的化疗是一个消耗体力的过程,化疗后有近一周时间患者会出现食欲减退,相对来讲,就要调节饮食,改善营养。吃少而精或者是软烂的食物,更有利于消化和吸收。

## (2)肺癌术后

肺癌术后患者进食高蛋白、高热量、高纤维素以及含维生素丰富的食物更有利于身体恢复。

**1)高蛋白食物**:肺癌患者术后身体较为虚弱,为了补充体能,可以多摄入含蛋白质丰富的食物,比如蛋类、奶类,可促使局部细胞快速分裂,促进伤口快速愈合。

**2)高热量食物**:一般肺癌患者手术后食欲下降,甚至容易出现厌食症,可以适当摄入高热量的食物,比如含糖类食物、含脂类食物。

**3)高纤维素食物**:为了避免患者手术后肠道蠕动能力下降出现便秘,可以食用高纤维素的食物,比如荞麦、燕麦、红薯。蔬菜类可以多吃白菜、萝卜、空心菜等,因为蔬菜中维生素、矿物质以及纤维素的含量相对比较丰富,适当食用可以满足机体营养所需,提高机体免疫力,有助于身体快速恢复。

**4)含维生素丰富食物**:手术后可以适当食用水果,比如猕猴桃、橙子、橘子等,含有丰富的维生素C,可以提高伤口的愈合能力;苹果、香蕉、火龙果等味道甘甜,能够促进食物快速消化,而且其中含有多种微量元素以及膳食纤维素,可以起到润肺、生津的功效,对术后身体恢复有一定帮助。

# 55. 如何排解肺癌患者的心理压力?

肺癌患者通常会有焦虑、愤怒、抑郁、绝望、多疑、适应障碍等心理特点,这些特点的出现因人而异,与年龄、性别、职业、文化程度、生活状态等因素有关。

患者应当多与家属及朋友交流沟通,告知焦虑、恐惧的原因,通过倾诉消除压抑的情绪;在放化疗过程中患者可以了解放化疗的各种不良反应,有疑问时可以向医生护士寻求帮助;树立战胜疾病的信心,以良好的心态和稳定的情绪积极配合治疗和护理,顺利度过治疗反应期,并坚持全程治疗。

### (1)担心化疗后脱发,影响形象

首先,脱发是由化疗药物的副作用引起的,停药后头发可再生。患者要做好自我心理调适,积极面对脱发问题,只有这样才可以让心情愉悦,从而促进全身血液运行通畅,有利于头发尽快长出。其次,出现脱发问题时一定要做好饮食调理,健康的饮食可以为毛发提供基础的生长条件,比如多吃含有丰富维生素的食物,或者多吃肉类食品补充身体必需的氨基酸。还有重要的一点就是保护头皮,脱发的时候头皮会非常脆弱,极易受到外界的损伤,因此外出的时候一定要戴好帽子,避免受到紫外线的暴晒,同时用木质的梳子梳头或者按摩头皮,都可促进血液循环,从而促进头发再生。

### (2)担心癌症术后影响生活质量,缩短寿命

近年来医学发展迅速,癌症已经不再是"不治之症",我们需要客观地看待这个事实,需要鼓足精神与病魔抗争,需要建立积极向上、乐观的生活态度,这是战胜疾病强有力的武器。肿瘤最令人畏惧的是它给人们生活所造成的前所未有的不确定感,一旦确诊患有肿瘤,人们就好像被放入了黑箱子之中,不知未来自己会发生什么。这种对未来的担忧和焦虑是肿瘤患者所有负面情绪的基础,担忧可能滋生抑郁绝望,而焦虑则可能导致怀疑,甚至

愤怒。而消除不确定感的最好方法莫过于去学习和了解疾病,所以在疾病确诊的初期,建议患者能够主动去了解自身疾病的相关知识,或就诊询问医生,或查阅相关的资料,只有对自己疾病有了客观的认识,才能够冷静、理性地接受进一步的治疗,并对疾病的发展、预后做到心里有数。初诊肿瘤难免会给人带来抑郁、伤感,如果此时不能通过自己的调节使心态回归到积极的方向,那么别犹豫,您应当尽快向别人寻求帮助。也许您需要的仅仅是好友的几句宽慰、病友的点滴经验和亲属的理解支持。将您心中压抑的情绪通通释放出去往往会更快地带来心理上的平静与从容,尽量不要把一切都自己扛下,我们都不是"超人",只有沟通才能让我们的世界更加宽广!

## 56. 手术后可以坐飞机吗?

能否坐飞机要根据患者的病情、既往基础病治疗的情况以及现在的身体状况来评估。对于早期的肺癌患者,身体状况比较良好,是可以坐飞机的;对于晚期的肺癌患者,尤其是体质弱的患者就要慎重考虑。肺癌手术的患者在伤口没有愈合的状态下,还是不建议坐飞机的。在高空气压的变化有可能导致肺内的伤口破裂,造成气胸。对于单侧肺切除的患者,手术对肺功能的影响大,所以在气压变化的时候有可能出现明显的不适,也不建议坐飞机。对于放化疗期间的患者,由于放化疗会造成骨髓的抑制和免疫力的降低,在密闭的环境中,有可能被传染其他的疾病,所以也不建议坐飞机。

## 57. 手术后能在家洗澡吗?

肺癌手术后洗澡的时间因人而异。一般只要伤口愈合良好,没有疼痛、肿胀和化脓等异常,可以在拆线24小时后洗澡,但需要根据患者的伤口愈合情况确定拆线时间;当然,也可采用在伤口局部贴敷保鲜膜等防护措施后洗澡。一般胸部伤口,拆线时间为7~9天,如果患者伤口愈合不良、高龄、营养不良或合并糖尿病等,应延长拆线时间。洗澡时,尽量避免摩擦或揉搓伤口,清洗后尽量保持伤口干燥,然后用酒精或碘伏消毒以避免感染。洗澡的方式没有固定的要求,只要伤口愈合良好,可以选择盆浴或是淋浴。建议淋浴并注意保暖,以避免因虚弱而晕倒。淋浴后,注意伤口的干燥程度,并定期复查。

## 58. 手术后可以从事体力劳动吗?

肺癌患者手术后短期内不可以剧烈运动,体力劳动可能引发咳嗽、咳痰、胸闷、气喘等症状,因此要注意多休息。锻炼方式以散步或者做一些呼吸操为主,以身体无不适为标准量力而行,逐渐增加运动量。随着病情好转、体质恢复,可以根据自身情况及复查随访结果在医生建议下从事轻体力劳动。

## 59. 刚做完化疗,白细胞和血小板偏低,回家应该注意什么?

### (1)白细胞偏低

★ 注意休息,保证充足睡眠。

★ 减少户外活动,避免去人多的地方。外出时戴口罩,雾霾天最好不要外出。

★ 注意个人卫生。平时多洗手,尤其是饭前便后。

★ 饮食营养。吃的东西要有营养、易消化,不要吃生冷、不干净的食物。

★ 保暖。天冷的时候要预防感染。

**（2）血小板偏低**

★ 减少活动，避免磕碰的动作。

★ 吃东西时为了避免损伤胃肠道，食物的温度不要过高，要吃软的容易消化的食物，可以选择流食或半流食，避免食用有骨头、鱼刺和粗纤维等较硬的食物。

★ 刷牙时尽量使用软毛牙刷，在剃须的时候要使用电动剃须刀，动作轻柔。

★ 要及时剪短指甲，不要抓伤皮肤、抠鼻等，这些动作都容易带来损伤。

★ 每天要观察大小便的颜色。如果颜色变化，出现大便发黑、发红和小便发红的情况，要及时联系医生处理。

★ 女性患者月经期间要特别留意月经量是否增多。发现异常，要及时与医生联系并处理。

# 60. 做完化疗后，大便异常如何处理？

**（1）没有便意**

此时需要使用药物治疗，包括增加肠道动力的药物，如乳果糖。还可以应用中成药，如便乃通，通过泡水口服后，增加肠道蠕动，可较好地解决患者便秘的问题。

**（2）排便困难**

患者有便意，但大便干结无法排出，此时可以应用润肠通便药，如开塞露。便秘严重时，可以使用甘油灌肠剂进行灌肠，基本可以解决绝大部分患者便秘的问题。

治疗便秘的同时，需要明确产生便秘的原因，以减少便秘发生概率。比如使用化疗药、止吐药，可以减少胃肠道蠕动而导致便秘。另外，在化疗期间，绝大多数患者处于卧床状态，活动量减少、饮水减少，胃肠道蠕动不够活跃，同样可以导致便秘。便秘的患者应尽量放松心情、多活动、多饮水，保证足量的蔬菜、水果摄入，从而避免化疗期间出现排便困难的情况。

### (3)腹泻

**1)化疗药物不良反应：**一些化疗药物本身的不良反应可能会导致患者出现腹泻；还有一些化疗药物可能会产生骨髓抑制等不良反应，进而导致患者体内的中性粒细胞减少，使患者抵抗能力下降，引起胃肠道感染，出现化疗后腹泻。

轻度的腹泻可以不用治疗；如果腹泻严重可以用蒙脱石散、洛哌丁胺等药物缓解；伴有肠道感染的腹泻，需用头孢他啶注射液、左氧氟沙星注射液等抗感染治疗。

**2)肠易激综合征：**该病的病因目前尚未明确，可能是与遗传、饮食、免疫等原因有关。该病一般会存在肠道黏膜吸收障碍，可出现化疗后腹泻的现象。

建议了解促发因素，设法去除，同时可给予对症治疗，用蒙脱石散、洛哌丁胺等药物止泻；必要时可给予抗抑郁药物、肠道微生态制剂。饮食宜清淡，忌辛辣。

**3)溃疡性结肠炎：**本病病因未明，但医学界认为可能与环境、遗传、肠道微生态等因素相互作用导致的肠道免疫失衡有关，可出现化疗后腹泻的现象。

可用氨基水杨酸制剂、糖皮质激素、免疫抑制剂等治疗，用蒙脱石散等药物止泻，但需慎用洛哌丁胺。饮食宜清淡，忌辛辣。

以上药物均需遵医嘱使用。建议及时就医，明确病因，针对性治疗，以免延误病情。

## 61. 做完化疗后，凉水洗手时有触电感是怎么回事？

化疗后患者出现手指头和脚指头末梢麻木，遇到冷水会有触电的感觉，尤其是冬天比较明显。其实这是化疗药物的周围神经毒性引起的。常用的有较明显神经毒性的化疗药物包括铂类（奥沙利铂）、长春碱类和紫杉醇一类的药物。化疗药物引起末梢的触电感、麻木感又称为化疗诱导的周围神经病。神经毒性出现的程度取决于化疗药物种类、化疗药物累积剂量、患者用药期间和用药后的自我保护程度。如果化疗前就有糖尿病神经病变，那么神经毒性的表现会更明显。

在常用的针对肺癌的化疗药物中，顺铂的神经毒性与累积剂量有关，患者会表现为肌肉疼痛，手指、脚趾麻木多见，运动神经受损少见。一般停药后可以逐渐恢复。二代的奥沙利铂，主要用于胃肠道等消化道肿瘤的治疗，骨髓抑制和胃肠道反应比较轻，最明显的不良反应就是神经毒性，可以表现为急性的感觉神经病变，一般发生在用药数小时或一两天内，表现为手指、脚趾、口周甚至咽喉部感觉迟钝，尤其是吹冷风、碰冷水或喝冷水、接触金属制品之后，症状很明显，有的患者形容有电打的感觉。这种急性神经毒性一般是可逆的。如果患者平时生活不注意保暖和防护，药物累积剂量较大时会出现不可逆的神经毒性表现，如长期的手足末梢麻木并影响日常生活。所以，使用奥沙利铂期间及之后的至少半年一定要做好防护，比如冬天出门戴口罩、帽子、手套，不接触冷水，喝、用的水都要是温水，不接触冰箱里的东西，不接触金属物品，多用热水泡手脚等。总之，做好预防，神经毒性发生概率会明显下降。

## 62. 化疗结束后发生静脉炎怎么办？

静脉炎指的是静脉的无菌性炎症，常表现为皮肤发红、压痛和条索状硬结。静脉治疗操作过程中，输液、长期静脉置管等因素是引起静脉炎的主要原因，应用刺激性药物如化疗药物、高渗药物、抗生素等，损伤静脉内皮细胞，从而导致注射部位发生感染也可引起静脉炎。

化疗引起的静脉炎，可以通过日常调理的方法来改善，也可以使用外用药膏涂抹，或者是选择口服药物治疗。根据静脉炎的严重情况选择合适的治疗措施，才能使症状得到有效的缓解。

### (1) 日常调理

如果静脉炎症状比较轻微，可以在家用湿毛巾或者是生理盐水对局部做湿敷，通过湿敷能够加速局部的血液循环和新陈代谢，有助于静脉炎改善，能够缓解局部肿胀或者疼痛的症状。

### (2) 外用药膏

静脉炎也可以通过使用外用药膏治疗，一般使用红霉素软膏、莫匹罗星软膏等药物，能够起到一定的消炎和抗感染效果，有助于改善局部肿胀或者疼痛的症状。

### (3) 口服药物

静脉炎比较严重的，也可以通过口服药物的方法来治疗。一般需要在医生的指导下，通过口服头孢克肟分散片、阿莫西林胶囊等药物，起到消炎和抗感染的效果，帮助尽快恢复到正常的状态，也能避免皮肤感染的症状加重之后对皮肤造成伤害。

需要注意，在治疗化疗引起的静脉炎时，药物一定要在医生的指导下使用，不要盲目用药，以避免药物的副作用和影响化疗效果。

## 63. 化疗后老是打嗝怎么办?

化疗后打嗝为较常见的化疗副反应，打嗝又称为呃逆，此类呃逆的产生与化疗药物的神经毒性有关。化疗药物是一种细胞毒性药物，对人体较多器官功能均会产生影响，同样也会影响人体神经系统，不仅影响周围神经的感觉末梢，也会影响膈神经。膈神经受到化疗药物影响时患者会出现打嗝症状。一般情况下化疗后打嗝可能是由化疗的药物刺激导致的，也可能是由疾病加重导致的，建议及时到医院就诊，确诊后对症治疗。

### (1) 化疗药物刺激

除了打嗝，部分患者还可能会出现腹胀、嗳气、烧心等症状，这是化疗后的一种正常反应，可以通过分次饮水、喝萝卜粥、热敷上腹部、按摩穴位、药物治疗等方式进行缓解。

1) 分次饮水：当出现不停打嗝现象的时候，可以在打嗝间隙喝一大口温水，并且不要马上吞咽，可以含在口腔中，然后分 10～15 小口吞下，中间不要换气。

2）**喝萝卜粥**：部分患者打嗝是由化疗后的便秘、腹胀引起的，可以喝萝卜粥或萝卜煮的水，萝卜有促进肠道蠕动的功能，可以改善以上症状。

3）**热敷上腹部**：因为胃肠道和膈肌受到刺激会导致打嗝，可以用热水袋热敷一下上腹部，也就是胃的位置，可以起到缓解打嗝的作用。

4）**按摩穴位**：按摩中脘穴和内关穴可以缓解打嗝。中脘穴在上腹部前正中线上，约脐上4寸；内关穴在手腕内侧关节横纹处向上三指宽的中央凹陷处。

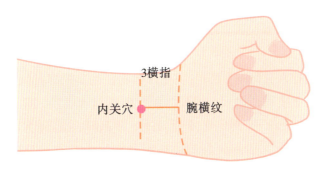

3横指

内关穴    腕横纹

内关穴

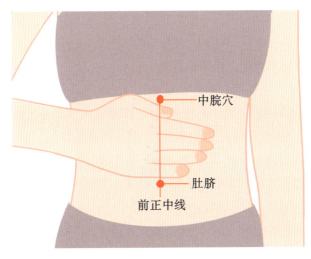

中脘穴

肚脐

前正中线

中脘穴

5）**药物治疗**：患者如果频繁打嗝不缓解，可以通过服用或者注射相关药物治疗，常用的药物有甲氧氯普胺、地西泮、多潘立酮、健胃消食片等。

**(2)疾病加重**

如果患者的肿瘤出现扩散或者转移的情况，那么当肿瘤扩散、转移时影响了膈神经,也可能会导致患者出现打嗝的情况。这种情况应及时就医进行检查,确诊后,在医生指导下结合自身情况选择治疗方案,避免耽误治疗,导致病情进一步加重。

# 64. 化疗后脱发怎么办?

脱发是化疗常见的不良反应,因化疗药物使毛发根部有丝分裂抑制,细胞不能更新发生萎缩从而引起脱发。化疗所引起的脱发一般是一过性的,最早于化疗开始后1~2周出现,2个月后达到高峰,化疗结束后1~2个月毛发可以再生。常见引起脱发的化疗药物有抗生素类化疗药,如放线菌素D、阿霉素、表柔比星、博来霉素;抗代谢类药物植物碱类,如紫杉醇等。目前脱发没有很好的治疗方法,主要是预防脱发及心理治疗。

★ 应用性质和缓的以蛋白质为主的洗发剂,避免刺激性强的洗发用品。

★ 避免使用电吹风、卷发器、发胶,避免染发及过分梳头。

★ 化疗前应用物理手段防止脱发。

★ 心理治疗:主要是告知患者脱发是一过性不良反应,化疗结束后头发可以再生;及时清扫脱发减少心理刺激;使用假发减少心理上创伤。

★ 食补生发:食补是减少化疗的副作用最不伤身的一种办法,无论男女,一日三餐都可施行。黑食入肾,黑米、黑豆、黑芝麻、黑木耳、黑枣、海带、乌鸡、海参等黑色食物,都有补肾益阳、乌发生发的功效。还可以常吃黑芝麻百合粥,可以益精养阴,缓解化疗后脱发。

★ 通过中药来缓解:中药通过调节人体系统,固本培元,扶正祛邪,平衡阴阳,提高患者的免疫力,增强其对化疗的耐受力。同时保护人体内的白细胞、红细胞、血小板不受化疗药物的侵害,修复被化疗损伤的各大脏器,促进肝肾等人体排毒脏器尽快排出化疗药物的毒素,减轻化疗的副作用,从而减少化疗后脱发的现象。

★ 注意保证良好充足的睡眠,不要熬夜。饮食要清淡,保证营养均衡。

# 65. 肺癌术后排尿异常怎么办?

对于肺癌手术治疗的患者来讲,除了需要做好住院期间护理干预之外,还需要强化居家护理。根据患者病情和出院指导进行护理,可以帮助患者尽快恢复健康,有效控制患者病情,以便于后期治疗的顺利进行。肺癌术后尿潴留是最常见的术后并发症之一。其中的原因主要有三个方面。

## (1)导尿管因素

术后留置导尿管刺激、损伤尿道,拔除导尿管后个别患者因疼痛不敢用力排尿。

措施:①术前训练患者排尿可防止术后插导尿管的痛苦或缩短留置导尿管的时间。②拔除导尿管后催促患者解小便;对于排尿困难者可让其听流水声或用温水冲洗外阴,诱导自行排尿,减少尿潴留的发生。

## (2)疼痛因素

正确评估疼痛程度,观察疼痛时患者的身心状态,寻找影响疼痛的因素。

措施:①指导患者进行腹式呼吸减小胸廓运动。②咳嗽时协助患者按压伤口,减轻切口张力。③帮助患者寻找舒适体位以减轻患者的疼痛。④根据医嘱合理使用止痛药物。

## (3)前列腺因素

老年男性患者如有前列腺增生,出院后可能仍会有排尿异常。

措施:①应多饮水、多排尿,防止引起泌尿系统感染,保持大便通畅。必要时定期复查尿常规、尿流率及残余尿量。②如出现溢尿现象,应指导患者有意识地经常锻炼盆底肌,有利于尽快恢复尿道括约肌功能。具体方法为吸气时收缩肛门括约肌,呼气时放松肛门括约肌。③注意饮食。禁饮烈酒,少食甜、酸、辛辣食品,多食蔬菜、大豆制品及粗粮。适量食用鸡蛋、牛肉,以及种子类食物如核桃、南瓜子、葵花子等。④不宜憋尿。产生了尿意就应该及时排泄。憋尿对膀胱和前列腺都是不利的。

# 参考文献

[1]陈孝平,汪建平,赵继宗.外科学[M].9 版.北京:人民卫生出版社,2018.

[2]王庭槐.生理学[M].9 版.北京:人民卫生出版社,2018.

[3]步宏,李一雷.病理学[M].9 版.北京:人民卫生出版社,2018.

[4]国家卫生健康委办公厅.原发性肺癌诊疗指南(2022)[J].协和医学杂志,2022,54(6):1-6.

[5]中华医学会,中华医学会肿瘤学分会,中华医学会杂志社.中华医学会肺癌临床诊疗指南(2018)[J].中华肿瘤杂志,2018,40(12):935-964.

[6]中国临床肿瘤学会指南工作委员会.中国临床肿瘤学会(CSCO)非小细胞肺癌诊疗指南(2022)[M].北京:人民卫生出版社,2022.

[7]中国加速康复外科专家组.中国加速康复外科围手术期管理专家共识(2016)[J].中华外科杂志,2016,54(6):413-418.

[8] WHO Classification of Tumours Editorial Board. WHO classification of tumours:thoracic tumours[M]. 5th ed. Lyon:IARC Press,2021.

[9]XIA C,DONG X,LI H,et al. Cancer statistics in China and United States,2022:profiles,trends,and determinants[J]. Chin Med J [Engl],2022,35(5):584-590.